tabedizioni

Legàmi

La complessa relazione uomo-animale

a cura di GIULIA SIMONETTI

SAGGI

tab edizioni

viale Manzoni 24/c
00185 Roma
www.tabedizioni.it

Prima edizione ottobre 2021
ISBN versione cartacea 978-88-9295-287-4
ISBN versione digitale 978-88-9295-288-1

Stampato da The Factory s.r.l.
via Tiburtina 912
00156 Roma
per conto del Gruppo editoriale Tab s.r.l.

Indice

Premessa

Il *primum movens* che ha avviato la riflessione sull'argomento di questo testo è stato l'incontro con due studentesse che frequentavano il mio corso di metodi e tecniche del counseling all'Università di Torino. Tale corso faceva parte degli esami a scelta per gli studenti del corso di laurea magistrale in psicologia clinica: salute e interventi nella comunità. Per piacere aneddotico ricordo che arrivarono da me queste studentesse chiedendomi di approfondire la tematica relativa al counseling coi proprietari di animali. Il primo dubbio che mi sorse si riferiva all'esistenza di una certa confusione tra aree tematiche; sùbito dopo si presentò la preoccupazione per la sovrapposizione dei ruoli professionali. In effetti, spiegai a quelle che chiamo amorevolmente studentesse ma che sono, in realtà, due dottoresse (una in procinto di conseguire la laurea in etologia con esperienza in educazione cinofila, l'altra medico veterinario comportamentalista), il counseling materia del corso era quello relativo – per usare le parole del consiglio nazionale dell'Ordine degli psicologi – «a tutte le attività caratterizzanti la professione psicologica, e cioè l'ascolto, la definizione del problema e la valutazione, l'empowerment, necessari alla formulazione dell'eventuale, successiva, diagnosi» per «sostenere, motivare, abilitare o riabilitare il soggetto (umano), all'interno della propria rete affettiva, relazionale e valoriale, al fine anche di esplorare difficoltà relative a processi evolutivi o involutivi, fasi di transizione e stati di crisi anche legati ai cicli di vita, rinforzando capacità di scelta, di problem solving o di cambiamento» (CNOP, 2015).

Le dottoresse mi spiegarono che, oltre a poche nozioni di psicologia avute nei rispettivi percorsi di formazione, avevano difficoltà nel reperimento di informazioni utili per "affinare" capacità e competenze per meglio comprendere la relazione uomo-animale e soprattutto per supportare i proprietari di animali.

I dubbi: loro sono sicuramente specializzate sulla parte animale, ma la parte umana a chi spetta? Siamo sicuri che le due cose possano essere scisse: animali e umani? Possono poche informazioni psicologiche formare un professionista in grado di cogliere processi psichici profondi che spingono l'umano a legarsi emotivamente e cognitivamente a un animale? Sicuramente no.

La tenacia delle dottoresse, che hanno elaborato due capitoli di questo libro, mi ha permesso di riflettere su un campo che in effetti coinvolge diverse discipline e che mi avvolge nel dubbio per quanto concerne le competenze professionali. Mi spiego meglio. È vero che lo psicologo si occupa di relazioni umane, il veterinario si occupa della cura degli animali ma interagisce con essere umani, l'educatore si occupa del comportamento dell'animale in relazione all'umano. Ritorniamo al punto di partenza: chi si occupa della formazione in psicologia (con declinazione specifica) di tali figure? È possibile ipotizzare una nuova area clinica di counseling psicologico in ambito veterinario?

Non sarà questo testo a dare le risposte a tali domande ma servirà a fornire sicuramente diversi spunti di riflessione su questo complesso legame interspecie che talvolta può produrre disagi e momenti di tensione sia nelle dinamiche familiari che nei percorsi di cura o crescita. La motivazione, che si recupera tra le righe, è la speranza di avviare un dialogo costruttivo tra discipline, per comprendere meglio la complessità che caratterizza la relazione uomo-animale; inoltre si può scorgere il desiderio di avviare un primo passo per coadiuvare il lavoro dei diversi professionisti coinvolti nel processo di cura o di miglioramento delle condizioni di vita di entrambi. Si spera che attraverso la riflessione e la conoscenza si possa continuare ad approfondire uno degli aspetti più interessanti dell'esistenza: la capacità di individui di specie diverse di entrare in relazione e instaurare legàmi.

Questo testo vuole proporre una fotografia effettuata da tre discipline differenti sul fenomeno del cambiamento della relazione uomo-animale e delle sue dirette conseguenze sugli animali, sugli uomini e sui professionisti coinvolti nei processi di miglioramento e cura del cosiddetto sistema uomo-animale. Il fine ultimo: comprendere e migliorare gli strumenti di conoscenza e gli approcci alla cura e alle difficoltà relazionali interspecifiche.

Giulia Simonetti

Inglesismi ricorrenti

coping — usato per descrivere le strategie di fronteggiamento in caso di difficoltà, dal verbo inglese *to cope*

counseling — attività di consulenza, nel caso del counseling psicologico si riferisce a un'attività che può assumere diverse forme a seconda dei campi specifici cui viene applicato il termine

pet	animale d'affezione
pet-loss	perdita dell'animale d'affezione
pet owner	proprietario o colui che cura l'animale

Introduzione

Noi e gli animali

> Non siamo soli, non siamo separati, l'intero universo è dentro di noi e intorno a noi.
>
> Gioacchino Pagliaro

Tutti gli argomenti possono essere affrontati partendo da diversi punti di vista. Da ciò deriva la consapevolezza che qualsiasi scelta epistemologica si faccia per affrontare una tematica, si incapperà, come nel nostro caso, nel pericolo di parcellizzazione e categorizzazione dei fattori principali di quanto si va a disquisire, prediligendo alcuni elementi, teorie, metodologie, a discapito di altri. Si può però dire in premessa che ci sarà almeno un tentativo di integrare diverse teorie e di esplorare diversi modi di affrontare la tematica.

Abbiamo mai pensato al modo in cui interpretiamo il rapporto che intercorre tra diverse specie? Quali categorie mentali usiamo per riflettere sulla relazione uomo-animale? Chi è l'animale oggi? Che tipo di relazione ha con l'uomo? Queste e altre domande hanno dato avvio a ciò che viene denominato *Animal Studies*, un movimento scientifico, nato intorno agli anni Settanta del Novecento, volto a comprendere i cambiamenti che ha subìto il rapporto tra l'uomo e gli animali a causa dell'industrializzazione e della modernità. I mutamenti sociali, economici e politici che hanno caratterizzato il nostro tempo hanno avuto forti ripercussioni sulla psiche dell'uomo. Non a caso nasce con

Freud, alla fine dell'Ottocento, la psicoanalisi, disciplina scientifica sviluppata con l'intento di comprendere e curare i disturbi psichici a partire dal postulato secondo cui i disagi dell'uomo sono causati da conflitti interiori non immediatamente disponibili alla coscienza. I cambiamenti sociali e dunque i disturbi mentali evidenziano la vulnerabilità e le fragilità intrinseche all'essere umano, fragilità che si riflettono anche nella sua relazione con il mondo, con gli animali, con le cose.

A risentire dei mutamenti del mondo sono stati sicuramente anche gli animali il cui "valore" affettivo cambia col passare degli anni. Gli studi sugli animali hanno sollevato diverse questioni relative all'etica e alla morale in relazione all'impiego degli animali per fini scientifici o alimentari. Per tali ragioni alcune fonti fanno risalire la nascita degli *Animal Studies* al 1975: si tratta dell'anno di pubblicazione del volume di Peter Singer, *Animal Liberation*, in cui l'autore parla degli animali come esseri in grado di provare e sentire dolore (Singer, 1975). Non sarà questo il contesto in cui approfondiremo tematiche di carattere etico-morale. Sembra opportuno evidenziare però che, oggi più di prima, emerge ed esiste nell'uomo una contraddizione che da una parte lo spinge a estremizzare la relazione con gli animali domestici, che prende talvolta le sembianze di una simbiosi, dall'altra lo porta a continuare (per alcuni) a mangiare carne animale; quest'ultima evenienza viene anche definita da Loughnan il "paradosso della carne". Vi sono casi in cui si può parlare di vera e propria antropomorfizzazione, intendendo tale termine in senso esteso, quindi riferendoci non solo all'attribuzione di stati e sentimenti dell'uomo agli animali ma anche a quella pratica, più vicina all'imposizione, di costringere i nostri amici non umani a adottare usi e costumi umani (questa volta purtroppo in senso letterale).

Esistono dunque delle serie contraddizioni nell'uomo per quanto concerne la relazione con gli animali. In psicologia questa situazione viene definita dissonanza cognitiva, si tratta di un vero e proprio conflitto interiore, una condizione in cui l'uomo si trova a sostenere due o più cognizioni o pensieri che risultano in contraddizione tra loro; in questo caso senza opportuni accorgimenti o senza l'adozione di determinate strategie si può sperimentare tensione e disagio. Chissà se anche questa condizione può essere annoverata come causa delle difficoltà di cui parleremo nei capitoli successivi. Come si diceva però, gli argomenti di matrice etico-morale non saranno di importanza centrale nel testo. Ci concentreremo invece su cosa è cambiato nella relazione uomo-animale dal punto di vista dell'educatore, del veterinario, dello psicologo.

Mentre prima abbiamo riferito agli anni Settanta del Novecento l'origine degli studi sul riconoscimento dei cambiamenti del rapporto tra uomo e animali, bisogna dire che secondo l'enciclopedia Treccani gli *Animal Studies* nascono intorno agli anni Ottanta come progetto disciplinare, «inserendosi a pieno titolo in quella marcia di avvicinamento verso l'alterità animale inaugurata dall'evoluzionismo darwiniano e proseguita dalla ricerca delle scienze comportamentali e cognitive e dalla bioetica animale» (Treccani, 2015). Tutte le vecchie e nuove discipline che hanno posto la loro attenzione primariamente sugli animali e poi sulla loro relazione con l'uomo e viceversa, hanno sicuramente un debito con le opere di Charles Darwin, in particolare *L'origine delle specie*, e con gli studi etologici di Konrad Lorenz – per i quali ha ricevuto nel 1973, insieme agli studiosi Nikolaas Tinbergen e Karl von Frisch, il premio Nobel per la medicina o la fisiologia.

Riprendendo la ricostruzione storica riportata dall'enciclopedia Treccani, bisogna notare che si sono sviluppate discipline specifiche su questo tema, «in particolare: 1) l'antrozoologia, di matrice anglosassone, con un taglio di tipo transdisciplinare, che descrive le caratteristiche del rapporto uomo-animale e ne studia le potenzialità applicative; 2) la zooantropologia, che si è sviluppata soprattutto in Italia e in Francia che studia la relazione intersoggettiva tra l'essere umano e altre specie nelle diverse dimensioni d'incontro e nel valore referenziale che ne può scaturire, proponendosi come disciplina a sé stante e rifiutando l'ipotesi interdisciplinare» (Treccani, 2015).

Nel 1997 grazie al Prof. Marchesini nasce in Italia, a Bologna, l'Istituto di Formazione Zooantropologica (SIUA) con relativa rivista «Animal Studies».

Dopo pochi anni, nel 2013, anche la psicologia presenta uno strumento ufficiale su tematica specifica: la rivista scientifica denominata «Human-Animal Interaction Bulletin», on-line, open access e peer-reviewed. Questo è il giornale di riferimento di una sezione della Società di Counseling, parte della American Psychology Association (APA) denominata Human-Animal Interaction: Research, Practice (HAI), in particolare si tratta della sezione 13 della divisione 17 dell'APA. Tale divisione si occupa dell'interazione o se vogliamo della relazione uomo-animale e ha tra i suoi obiettivi la comprensione, attraverso studi e ricerche, del complesso rapporto che lega l'uomo agli animali e viceversa ma partendo dal punto di vista psicologico. Le argomentazioni proposte in questo testo sono di stampo antropocentrico (rispetto alla natura degli scriventi) ma antispeciste. Questo vuole essere un modo per far dialogare diverse discipline attraverso la cornice teorica fornita dalla psicologia. L'intento di questo scritto non sarà solo quello di comprendere il rapporto uomo-animale ma anche quello di capire le problematiche e le difficoltà che gli uomini sperimentano in seguito alla stretta condivisione dello spazio di vita quotidiana con animali definiti domestici.

Le scienze psicologiche vengono chiamate in causa poiché i tecnici del settore, in prima istanza, si trovano oggi, soprattutto negli ultimi tempi, a fare i conti con "peculiari" comportamenti umani, esito di processi psicologi talvolta disfunzionali, manifestati in relazione esclusivamente o elettivamente all'animale. In particolare ci riferiamo alle espressioni e ai comportamenti manifestati dagli umani che hanno una relazione peculiare con l'animale e vengono definiti "proprietari" (o utilizzando un termine anglossassone pet owners) dell'animale. I professionisti del campo veterinario assistono quotidianamente a comportamenti che possono essere posti lungo un continuum in cui da una parte si posizionano atteggiamenti, emozioni e cognizioni ritenuti dagli operatori "adeguati" al contesto dall'altro opposto invece riferiscono di manifestazioni inadeguate, esagerate e/o d'ostacolo al processo di cura e/o educazione dell'animale. Ci troviamo dunque a considerare processi psicologici umani in relazione all'animale all'interno di un rapporto o un legame affettivo. Con Tralli, bisogna considerare che «vivere e relazionarsi con un animale significa anche essere maggiormente esposti a situazioni critiche quali malattia, invecchiamento e morte dell'animale stesso, avendo esso un'aspettativa di vita minore rispetto all'uomo... tali eventi si ripetono più volte nell'arco della vita di una persona che decide di vivere con un animale» (Tralli, 2010). Siamo di fronte a situazioni complesse, che possono generare talvolta considerazioni contraddittorie e antitetiche. In questo volume, ad esempio, il medico veterinario Chiara Boncompagni descrive gli animali come «ingranaggi di una relazione complessa, rapida e a tratti "frettolosa", che caratterizza e coinvolge la nostra società attuale» mentre la dottoressa Giallorenzo, pur evidenziando il cambiamento della relazione tra uomo e animali da compagnia a causa del cambiamento della società, sottolinea che «l'intensità delle nostre relazioni con gli animali non è diminuita». La dottoressa Giallorenzo ci farà fare un viaggio attraverso i secoli per comprendere cosa è accaduto nel tempo alla relazione uomo-animale fino ad arrivare a ciò che nella pratica deve solitamente affrontare l'educatore cinofilo con un esempio clinico-pratico molto efficace.

Non interessa soltanto capire le ripercussioni che il rapporto con l'animale può generare nell'uomo ma viceversa capire anche quanto l'uomo può influenzare la biologia e l'etologia dell'animale. Si tratta dunque di un sistema reciprocamente influenzantesi che non può essere scisso ma considerato in toto pur nel rispetto e riconoscimento delle singole individualità che lo compongono.

Il rapporto uomo-animale dunque si è evoluto ed è cambiato lungo i secoli. Bisogna dire che per inclinazione psicobiologica l'uomo ha la tendenza a categorizzare le cose o gli esseri con cui entra in contatto. Anche gli animali subiscono questo processo e vengono solitamente distinti in termini di "utilità".

In questo caso con un'ipersemplificazione, possiamo classificare la relazione interspecifica utilizzando due macrocategorie in cui si pone attenzione prevalentemente sulla funzione che l'animale assume nel contesto di vita dell'umano, che può essere di tipo:

1. strumentale, riferendoci alle situazioni in cui l'animale viene utilizzato per uso alimentare, fini economici (zoo,

acquari, gare) o come supporto in situazioni particolari come ad esempio nella pet therapy (anche se implica una relazione dalle dinamiche peculiari non si può tralasciare il fine ultimo di tale impiego);

2. da compagnia, riferendoci alla situazione in cui l'animale viene percepito come componente del nucleo familiare (Voith, 1987; Luke *et al.*, 2014).

Questa classificazione riprende quanto meglio spiegato da Catia Canciani (2012) e diversi autori, che distinguono animali "da reddito" e animali "d'affezione" sulla scorta della funzione o del principio utilitaristico che spinge l'uomo al rapporto con l'animale.

La dottoressa Virginia Stanco fornirà una superba digressione fenomenologica sul significato psicologico attribuito da illustri pensatori al rapporto interspecie.

A questo punto non si può proseguire senza esplicitare i punti che hanno dato ufficialmente dignità non solo agli animali per il riconoscimento che si andrà a specificare ma anche alle teorizzazioni nate prima dei fatti rilevanti cui si fa riferimento.

A partire dalla Dichiarazione universale dei diritti degli animali, proclamata il 15 ottobre 1978 nella sede dell'Unesco a Parigi, non solo è stata sancita la necessità di rispettare e assicurare i bisogni essenziali degli animali ma questi vengono riconosciuti come essere senzienti quindi dotati di emozioni e cognizioni, comprendendo anche una dimensione morale, in quanto dotati di sensibilità e in grado di provare sofferenza e dolore (Ministero della Salute, 2019). Questo atto ha ufficializzato il cambio di prospettiva in merito alla relazione uomo-animale. L'Italia inoltre è stata tra i primi paesi al mondo a formalizzare con un decreto, la tutela degli animali da compagnia o come definiti d'affezione. Nell'Accordo del 2003, siglato in sede di Conferenza Stato-Regioni, tra il Ministero della Salute, le Regioni e le Province autonome di Trento e Bolzano viene dichiarato che «chiunque conviva con un animale d'affezione o abbia accettato di occuparsene, è responsabile della sua salute e del suo benessere, deve provvedere alla sua sistemazione e a fornirgli adeguate cure e attenzioni, tenendo conto dei suoi bisogni fisiologici ed etologici, secondo l'età, il sesso, la specie e la razza» (Ministero della Salute, 2019).

La dottoressa Boncompagni ci descriverà il punto di vista del medico veterinario comportamentalista, con spiegazioni tecniche sulla biologia animale ma anche sulle problematiche inerenti la relazione col proprietario o caregiver dell'animale. Inoltre Boncompagni si fa portavoce di una delle problematiche di maggior rilievo relativa agli episodi di aggressività che possono presentarsi in maniera non troppo rada con conseguenze anche pesanti sul proprietario oltre che sull'animale.

Dal punto di vista psicologico, preso atto di tali configurazioni, la condizione del proprietario si avvicina a quello di una persona che deve occuparsi quotidianamente di un altro essere come l'adulto per un bambino, il caregiver per un disabile o come un partner in una coppia. In tutte queste situazioni si instaura un legame affettivo particolare che viene definito legame di attaccamento. Questo argomento sarà opportunamente sviluppato nei capitoli a seguire.

Giulia Simonetti

Riferimenti bibliografici

Canciani C. (2012), *Etica dei diritti animali e alimentazione umana*, in *Etologia ed Etica*, a cura di Celentano M., De Mori B., Zecchinato P., Aracne, Roma.

CNOP (2015), *La professione di psicologo: declaratoria, elementi caratterizzanti ed atti tipici*, Roma.

Ministero della Salute (2019), *Diritti degli animali*, http://www.salute.gov.it/portale/temi/p2_6.jsp?lingua=italiano&id=205&area=cani&menu=benessere.

Singer P. (1975), *Animal Liberation: A New Ethics for Our Treatment of Animals*, HarperCollins, New York.

Stoeckel L.E., Palley L.S., Gollub R.L., Niemi S.M., Eden Evins A. (2014), *Patterns of Brain Activation when Mothers View Their Own Child and Dog: An fMRI Study*, «PLoS One» 9(10): e107205.

Tralli M. (2010), *Progetto Rivivere. Pet: il servizio on-line dell'Università di Bologna in supporto ai proprietari in lutto per la morte dell'animale*, [*Dissertation thesis*], Alma Mater Studiorum Università di Bologna, dottorato di ricerca in morfofisiologia veterinaria e applicazioni biotecnologiche, 22 ciclo, doi 10.6092/unibo/amsdottorato/2781 Bologna.

Treccani (2015), http://www.treccani.it/enciclopedia/ricerca/animal-studies/, di Marchesini R., Enciclopedia italiana, IX Appendice.

Voith V.L. (1987), *Attaccamento dell'uomo agli animali da compagnia*, in Quackenbush J., Voith V.L. (eds.), *Clinica veterinaria del nord America. Piccoli animali. Il legame tra l'uomo e l'animale da compagnia*, Antonio Delfino, pp. 17-23.

Capitolo 1

L'evoluzione storica della relazione uomo-animale

di Silvia Giallorenzo

Sin dal Paleolitico gli umani dipendono dagli animali per risorse quali cibo e materie prime, compagnia e ispirazione religiosa e artistica; da allora, gli animali hanno continuato a plasmare la forma della cultura e della psicologia umana. Siamo come siamo tanto a causa delle nostre relazioni con animali-non-umani quanto a causa di quelle con animali-umani, e ci facciamo un grande disservizio – e probabilmente un grande danno – negando o ignorando questo. I punti di vista da cui partire per un'analisi della relazione uomo-animale sono molti ma, in queste poche pagine, utilizzando un approccio scientifico-divulgativo, ci concentreremo su un'indagine storica ed evoluzionistica, ricostruendo il posto che gli animali hanno avuto nel corso del tempo fino a oggi. Approfondiremo alcuni aspetti significativi della relazione con la categoria animale pet, termine entrato in uso anche nella nostra lingua che indica la categoria degli "animali da compagnia" o "d'affezione" che si collocano a stretto contatto con l'uomo. Nella cultura occidentale, all'interno di questa categoria è possibile delineare alcune caratteristiche: il pet non si uccide, non si mangia, è oggetto di un processo di umanizzazione e di investimento affettivo, è collocato all'interno dello spazio esistenziale dell'uomo, svolge una mediazione tra l'uomo e il mondo naturale, ha un nome, può fungere da indicatore di status sociale e veicolare informazioni su chi lo possiede. I confini della distinzione tra diverse categorie, però, non sono mai così netti, e i comportamenti umani necessitano di un'interpretazione a seconda del contesto culturale/economico-ecologico in cui sono inseriti (Tonutti, 1997).

1.1. Domesticazione

La domesticazione è quel processo attraverso cui una specie animale o vegetale viene resa dipendente dall'uomo e sotto il suo controllo. Il processo di domesticazione si ritiene abbia avuto inizio fin dalla preistoria, in varie parti del mondo, come il risultato di un tentativo più o meno consapevole di manipolare e selezionare specie animali e vegetali, e che abbia rappresentato un passaggio cruciale per l'evoluzione trasformando profondamente la società umana. Probabilmente, senza la svolta della domesticazione, la civiltà umana così come la conosciamo oggi non si sarebbe mai sviluppata.

Secondo alcune evidenze la domesticazione sarebbe iniziata con il cane e con buona probabilità in differenti aree geografiche (Morey, 1994). In diversi siti archeologici databili a un periodo compreso tra 400.000 e 150.000 anni fa infatti (come ad esempio quelli rinvenuti in Cina, Francia e Inghilterra), sono stati ritrovati resti di ossa di lupi in aree che, presumibilmente, venivano usate dai primi ominidi come siti di accampamento e zone di caccia. Tuttavia, la più antica testimonianza certa sul progenitore del cane domestico risale a circa 14.000 anni fa con il ritrovamento della sepoltura di un uomo anziano con un cucciolo di lupo di circa 4-5 mesi di età. L'uomo giace rannicchiato nella tomba, con una mano appoggiata sul torace del cucciolo: una postura che lascerebbe intuire il valore affettivo che già a quel tempo gli ominidi attribuivano a questo animale (Serpell, Jagoe, 1995).

Nel caso del cane domestico (*Canis familiaris*), si può parlare di una vera e propria coevoluzione con l'umano, ovvero l'evoluzione di due specie, appartenenti alla stessa comunità, che interagiscono tra loro in modo così stretto da influenzarsi vicendevolmente.

Sicuramente migliaia di anni di vita in comune con i cani hanno cambiato numerosi aspetti della nostra vita: il cane venne coinvolto nella caccia, nella difesa e nella conduzione del gregge preservando il bestiame da attacchi esterni, consentendo una maggiore produttività e contribuendo ad accrescere la sicurezza all'interno del gruppo familiare attraverso la difesa del territorio (Gallicchio, 2001).

1.2. Evoluzione della relazione uomo-animale

La relazione non è da intendersi unicamente tra individui della stessa specie. Infatti parliamo di "relazione inter-specifica" per definire quel legame tra individui che appartengono a specie diverse. Noi esseri umani condividiamo con altre specie animali il bisogno di stringere legàmi e, tutt'altro che infrequentemente, si possono creare relazioni durevoli e affettivamente significative tra specie diverse, all'interno delle quali talenti e abilità possono fiorire o appassire (Prato Previde, Valsecchi, 2011).

Testimonianze del legame con gli animali le troviamo nei molti modi in cui loro abitano la nostra cultura; sono stati i primi soggetti delle rappresentazioni artistiche, come quelle rinvenute nelle famose grotte di Lascaux, un complesso di caverne nel sud della Francia in cui è possibile osservare incisioni artistiche di animali (bisonti, cervi, mammut) che compaiono anche in scene di caccia; è presumibile fossero parte di riti religiosi celebrati per propiziare una buona caccia e per demarcare i propri territori. Nei sistemi culturali più complessi gli animali sono stati considerati a lungo rappresentazioni delle divinità, ne è un esempio la zoolatria egizia: la maggior parte delle divinità egizie, infatti, presentavano caratteristiche zoomorfe (Bastet, il gatto o Anubi, lo sciacallo). Gli animali sono fortemente presenti anche in tutta la letteratura come rappresentazioni metamorfiche tra uomo e animale, celebre la Sirenetta di Hans Christian Andersen (Andersen, 2020), o ancora modelli di vizi e delle virtù umane, come nella favola di Cappuccetto Rosso e il lupo cattivo, rappresentato come bestia feroce e pericolosa (La Penna, 1962). Nelle più recenti forme di narrazione si iniziò a presentarli attraverso stereotipi presi dalla favolistica; in particolare la cultura Disneyana sancì la trasformazione antropomorfa e neotenica dell'animale umanizzandolo (es. Topolino): il risultato fu una definizione dell'animale sempre meno correlata alle sue caratteristiche reali.

Tra le relazioni intessute con le altre specie animali, le attività umane come caccia e agricoltura hanno occupato uno spazio importante. In passato, infatti, la convivenza con gli animali domestici ha assunto una dimensione strumentale e utilitaristica, rivestendo un ruolo per lo più pratico. Grande spazio era riservato all'allevamento del bestiame, che non solo forniva carne, latte e pelli all'uomo ma era una forza lavoro; muli e asini erano usati come mezzi di trasporto che consentivano di portare le merci anche in zone impervie. All'interno della concezione della partnership uomo-animale avevano per lo più rilevanza la dimensione operativa e spesso si assisteva a un basso livello di considerazioni, attenzioni e rispetto dei diritti degli animali.

Dalla seconda metà del XX secolo, in seguito al passaggio dalla campagna alla città, cambiò il contesto e lo stile di vita umano che assunse un ritmo sempre più frenetico e al contempo ci fu un incredibile sviluppo dell'universo tecno-meccanico. L'uomo al centro e le macchine, al suo servizio, sostituirono in gran parte le mansioni precedentemente svolte dagli animali.

Secondo la zooantropologia, disciplina che studia la relazione fra l'essere umano e le altre specie in un'ottica di reciproca influenza, il fenomeno dell'urbanesimo e lo sviluppo tecnologico, portarono a decentrare l'animale dalla vita dell'uomo perdendo l'autenticità di quel rapporto e allontanandoci dalla propria origine animale e dalla conoscenza delle caratteristiche intrinseche delle specie animali.

Tuttavia, l'intensità delle nostre relazioni con gli animali non è diminuita anzi la presenza degli animali domestici nella nostra società è in costante aumento, come mostra il rapporto Eurispes 2019 da cui risulta che il 33,6% degli italiani hanno in casa almeno un animale domestico: un incremento dell'1,1% rispetto all'anno precedente. Secondo il rapporto, l'animale più diffuso nelle case degli italiani risulta il cane (40,6%) seguito al secondo posto dal gatto (30,3%). La relazione con il pet sta assumendo sempre più una connotazione affettiva: una recente indagine ci dice che sei proprietari su dieci (60%) considerano i pet come i loro migliori amici, quasi un terzo (32,9%) veri e propri figli. Per l'81,8% degli italiani, gli animali da compagnia sono membri della famiglia, con punte fino al 95% circa tra chi effettivamente vive con un animale (Eurispes, 2019).

1.3. Uomo-cane: una convivenza millenaria

La relazione uomo-cane, presumibilmente la più antica relazione tra umano e animali non umani, da sempre viene descritta come un'alleanza simbiotica ma come e perché sia avvenuto questo incontro resta ancora un mistero. Sicuramente caratteristiche del cane come la struttura sociale, unita alle sue elevate capacità socio-cognitive, lo rendono in grado di imparare e seguire le regole, partecipare alle attività, fornire assistenza, armonizzare i propri bisogni e aspettative con il gruppo. Il cane ha sviluppato competenze comunicative, una grande abilità di "leggere" e interpretare correttamente il significato delle espressioni facciali, degli sguardi e delle modificazioni vocali utilizzate dall'uomo nella comunicazione sociale intra-specifica.

Tale abilità socio-cognitiva è una peculiarità specie-specifica del cane, che è stata selezionata nel corso della domesticazione e rappresenta un processo di evoluzione convergente con la specie umana (Tomasello *et al.*, 2005).

Inoltre, i cani hanno una predisposizione a formare legàmi sociali forti e durevoli con l'uomo (Topál *et al.*, 1998). Secondo alcuni autori il rapporto tra l'uomo e il cane ha molti aspetti in comune con la relazione genitore-figlio: molto spesso le persone considerano il cane un po' come un bambino (Voith *et al.*, 1985). Non a caso si ricercano nel pet tratti infantili (occhi grandi e tondi) che innescano i comportamenti di accudimento ed elicitano le cure parentali (Lorenz, 2014). Askew paragona il comportamento dei moderni proprietari a un comportamento parentale definibile come attaccamento verso un individuo di un'altra specie, tant'è che la separazione dovuta alla perdita del compagno animale risulta essere un vero e proprio trauma, che scatena processi psicologici di elaborazione del lutto analoghi a quelli osservabili per la scomparsa di un familiare o di un caro amico (Allen, 2007).

1.4. Benefici fisici, sociali e psicologici della relazione con il cane

Vivere con il cane incide in modo significativo su diversi aspetti della nostra quotidianità e offre un importante contributo sul nostro benessere. Sono numerose le evidenze scientifiche dei benefici fisici, psicologici e sociali ricavati da questa relazione per l'essere umano. Uno studio mostra che la presenza di un cane interviene positivamente sulla pressione arteriosa dell'uomo (Ballarini, Chiappelloni, 1995). A seguito di una seduta di circa quindici minuti durante la quale il paziente affetto da ipertensione stava seduto ad accarezzare l'animale, si evidenziano, infatti, abbassamenti significativi della pressione sanguigna. Dalle interazioni tra cane e proprietario, in particolare quelle mediate dallo sguardo, sembrerebbe dipendere un aumento dei livelli di ossitocina (Nagasawa *et al.*, 2009). Dall'interazione positiva, visiva e tattile, con il proprio cane dipenderebbe un aumento della produzione di beta-endorfine, prolattina, feniletilammina e dopamina e una diminuzione della secrezione di cortisolo, ormone associato allo stress (solo nell'essere umano) (Odendaal, Meintjes, 2003).

Per quanto riguarda i benefici psicologici il cane svolge numerose funzioni; alcuni ritengono favorisca una migliore conoscenza di sé stessi e che possa incrementare il proprio livello di autostima legato al senso di responsabilità e di cura nei confronti di un altro essere vivente: i rituali, le cure, l'alimentazione accrescono in chi si occupa di un cane un senso personale di responsabilità e di utilità, quindi autoefficacia. Benefici legati all'autenticità del rapporto in cui la persona può far emergere sé stessa senza pressione di vincoli e aspettative da parte del cane il quale trasmette una sensazione di totale accettazione. Il contatto con l'animale ci riconduce ai nostri istinti e ci aiuta ad ascoltare le nostre emozioni, il cane diventa risuonatore delle nostre emozioni e ci aiuta ad avere fiducia delle nostre reazioni autentiche (Catasta, 2017).

1.5. Difficoltà del *pet* nella relazione con il partner umano

Non sempre troviamo gli stessi benefici psico-fisici per il cane. Pensare alla cura e al comfort offerto all'animale come unico fattore necessario per dichiararne uno stile di vita benefico non è sufficiente. Vivere a stretto contatto con gli umani può essere stressante e richiedere un grande sforzo di adattamento per l'animale il quale, spesso, è portato a condurre una vita caratterizzata da una preminente dimensione affettiva; in molti casi il partner umano identifica il proprio pet come oggetto bisognoso di cure e affetto escludendo qualsiasi altro tipo di attività e interazione (gioco, libertà, socialità), privando così il cane della sua identità etologica. Il mancato riconoscimento dell'alterità animale può mettere a rischio il benessere psico-fisico dell'animale tanto che, come qualsiasi altro tipo di legame sociale, esistono condizioni in cui la relazione con il pet può diventare disfunzionale.

Le proiezioni di bisogni e desideri dell'umano sull'animale, la scelta del pet basata esclusivamente sull'aspetto estetico e non su caratteristiche di razza e individuali, mancanza delle condizioni di vita che permettano l'espressione del naturale repertorio comportamentale dell'animale, sono tutte potenziali condizioni che compromettono il benessere psico-fisico del pet. Gli errori nello stile di gestione da parte dei proprietari, molte volte, sono imputabili alla scarsa conoscenza dell'etologia della specie. Di seguito approfondiremo alcune criticità riguardanti la relazione pet-umano.

1.6. Antropomorfismo

L'investimento affettivo nei confronti dell'animale può essere accompagnato da un processo di antropomorfizzazione in virtù del quale si proiettano sull'animale gusti, desideri ed esigenze umane attribuendogli pensieri umani. Ciò non significa che non esistono tratti comuni in tutti i mammiferi (omologie) ma bensì che questi andrebbero declinati a seconda della specie cui ci riferiamo e per farlo è necessario affidarsi a un esperto e approfondirne le sue caratteristiche etologiche. L'antropomorfismo sembra avere le sue radici nella capacità umana chiamata "coscienza riflessiva", ovvero la capacità di usare la conoscenza di sé, per capire e anticipare il comportamento altrui. È presumibile che il pensiero antropomorfo abbia aiutato l'*Homo sapiens* a diventare un super-predatore fornendogli un'arma specializzata per penetrare le menti delle prede e prevedere i suoi movimenti.

Secondo Mithen senza antropomorfismo, né la custodia né l'addomesticamento degli animali sarebbero mai stati possibili (Mithen, 1996). Dal lato umano, il pensiero antropomorfo consente di interpretare e descrivere il comportamento sociale dei nostri animali rendendolo maggiormente accessibile per noi esseri umani ma, dalla prospettiva del singolo animale, le conseguenze dell'antropomorfismo possono risultare meno favorevoli. La selezione antropomorfa probabilmente è responsabile di alcuni dei più gravi problemi di benessere trovati di recente negli animali da compagnia; il focus sulle "qualità" estetiche di una razza possono portare a problemi riproduttivi, dermatiti, difetti ereditari (displasia all'anca, oculopatie). L'uso del linguaggio antropomorfo spesso sovrasta il punto di vista dell'animale e determina un'errata interpretazione del comportamento. «Se vediamo gli angoli della bocca all'insù potremmo credere che l'animale sia contento, ma quel "sorriso" rischia di portarci fuori strada. Nei delfini il sorriso è un tratto fisiologico fisso, immutabile come il trucco raccapricciante di un pagliaccio. Tra gli scimpanzé, il sorriso può essere indice di paura o sottomissione, nulla a che vedere con la felicità» (Horowitz, 2010). Pensare che la nostra percezione del mondo rispecchi una realtà universale comune per tutti gli animali non umani è un grave errore. Chiunque voglia comprendere la vita di un animale dovrà tenere presente che ogni animale ha il proprio *Umwelt*. Von Uexkull utilizza questo termine per riferirsi al mondo soggettivo degli animali, frutto dell'interazione tra gli specifici organi sensoriali e gli stimoli provenienti dal mondo fisico. Ogni cosa può assumere un significato diverso se vista da un animale o da un altro perché la percezione dello spazio, del tempo e anche degli oggetti per ogni specie è strettamente legata ai propri bisogni. La percezione visiva è nella nostra specie la modalità sensoriale più importante per la sopravvivenza ma nelle diverse specie animali esistono differenze, per esempio, nella nitidezza delle immagini visive, nell'ampiezza del panorama visibile all'orizzonte. Anche la percezione del colore è un argomento indagato degli studi comparativi che mettono a confronto i sistemi recettoriali delle varie specie: le api e le mosche percepiscono i colori secondo una visione tricromatica simile alla nostra ma la sensibilità spettrale è spostata fino a includere l'ultravioletto. Vi è un numero di modalità sensoriali maggiore rispetto alle comuni considerate, basti pensare, per esempio, al sonar dei pipistrelli e nei delfini, alla percezione del campo magnetico negli uccelli o alla percezione dei segnali olfatti veicolati dalla produzione di feromoni. In egual modo esistono differenze nei canali comunicativi: noi esseri umani utilizziamo prettamente un canale verbale, cani e gatti, invece, conoscono molto bene il linguaggio non verbale, quello dei gesti, della mimica, della postura e del posizionamento spaziale. «L'equivoco comunicativo nasce dal dare per scontato che il nostro interlocutore sia in grado di decodificare il nostro messaggio così come lo abbiamo elaborato» (Cavaleri, 2007). Per l'uomo risulta sicuramente complicato comprendere appieno il funzionamento di alcune di queste capacità sensoriali in quanto risultano estranee al nostro comune mondo percettivo. Tuttavia è importante conoscere e rispettare la diversità della mente degli animali non umani, allontanandosi dall'idea che il nostro universo soggettivo possa essere un termine di paragone di altre specie. Solo così potremmo tentare di comprendere nuovi punti di vista e la modalità di agire sul mondo.

1.7. Una scelta di "pancia"

La scelta del pet dovrebbe essere un processo decisionale ponderato e consapevole per prevenire problemi relazionali le cui conseguenze dirette, per esempio, spingono all'abbandono dell'animale.

È dimostrato che l'esperienza dell'abbandono e dell'ingresso in canile sono profondamente stressanti per i cani, in particolare modo per quelli di famiglia che perdono in un colpo solo le loro coordinate ambientali e sociali, vale a dire le loro figure di riferimento (Prato Previde, Valsecchi, 2007).

Da qualche anno alcuni canili all'interno dei quali lavorano professionisti del settore (educatori cinofili/istruttori cinofili, medici veterinari esperti in comportamento) hanno sviluppato una politica di "adozione consapevole"; il professionista valuta il cane sotto l'aspetto caratteriale, comportamentale, il suo rapporto sociale con le persone, con i cani e con l'ambiente e definisce quindi il suo indice di adottabilità (IDA), il contesto e la famiglia ideale di adozione garantendo alle famiglie adottanti il necessario supporto al corretto inserimento del cane nel nuovo contesto di vita, riducendo al minimo la possibilità che si verifichi il temuto rientro del cane nella struttura. Uno studio ha trovato in quei proprietari che hanno riportato un elevato grado di compatibilità comportamentale, intesa come adattamento tra l'animale e il proprietario su dimensioni fisiche, comportamentali e psicologiche, che non solo erano più attaccati ai loro animali, ma mostravano anche un migliore stato di salute psico-fisica e un umore più positivo, minori disturbi legati allo stress e all'ansia rispetto a chi possiede animali domestici meno compatibili (George *et al.*, 1998).

Ciò che maggiormente indirizza la scelta di un animale è l'estetica o la moda – come per i Labrador resi famosi, ancora cuccioli, da spot in cui srotolavano carta igienica. Ma dietro all'estetica si nascondono caratteristiche di razza e/o individuali più importanti da conoscere se vogliamo compiere una scelta consapevole e quanto più in linea con le nostre esigenze. Purtroppo poi, in molti casi, le adozioni vengono effettuate attraverso internet per mezzo di sistemi di annunci o social network dove il futuro adottante può scegliere il cane attraverso una foto e una stringata descrizione che talvolta non corrisponde totalmente alla realtà. Negli ultimi anni in Italia si sta diffondendo il trasferimento di cani tramite staffette (spesso non a norma e in condizioni igienico-sanitarie critiche) provenienti dal sud Italia verso località del Centro-Nord (e viceversa) con l'obiettivo di trovare loro adozione. I cani arrivando da un contesto di vita completamente diverso, in molti casi, difficilmente saranno adattabili alla vita e all'ambiente metropolitano e oltretutto la maggior parte non sono abituati alla stretta vicinanza dell'uomo. Tali difficoltà frequentemente evolvono in veri e propri problemi comportamentali che se la famiglia adottante non riesce a risolvere, spesso, inducono all'abbandono dell'animale.

La scelta di prendere un animale può anche derivare da bisogni personali e il pet diventa strumento atto a colmare lacune e appagare desideri, oppure, mezzo per emettere segnali riguardanti il modo in cui gli altri ci devono percepire e veicolare informazioni sulla personalità di chi lo possiede. Fox ritiene che per quanto gli animali siano considerati dai loro proprietari come «capaci di pensiero ed emozione razionali», vengono anche trattati come oggetti o possedimenti da scartare se non conformi alle aspettative e ai valori umani (Fox, 2006). Nel corso degli anni un aumento degli investimenti (sia emotivo che finanziario) nel mantenimento degli animali ha portato a un aumento delle richieste dei proprietari ai pet e laddove le aspettative non sono conformi alla realtà, i proprietari possono sperimentare delusione in quanto gli animali non sono in grado di adempiere a tali obblighi, così possono nascere problemi comportamentali e relazioni che si rompono.(Fox, Gee, 2019). Secondo Dasher se riconoscessimo gli animali come "personalità individuali" con la capacità di agire in modo indipendente potrebbe aprirsi la possibilità di comunicazione interspecie e collaborazione in cui il partner umano cede l'autorità al non umano, almeno temporaneamente (Dashper, 2014).

Bisognerebbe «riconoscere e accettare la diversità, sviluppare la collaborazione del cane partendo dai talenti specifici dell'individuo per impostare una relazione in cui il fare insieme sia qualcosa che porti ciascuno a esprimere chi è e ciò che gli piace e non ciò che l'altro vorrebbe fosse in grado di fare», in quanto, come spiega Anderson, portare gli animali "dentro" una cornice umana non può avere come conseguenza la padronanza e il dominio (Anderson, 1997). Allo stesso modo, per Donna Haraway: «Se ho un cane, il mio cane ha un umano». Il possesso-proprietà riguarda la reciprocità, una relazione caratterizzata da un bidirezionale stare insieme (Haraway, 2008). La reciprocità è un aspetto decisivo per la qualità e la continuità della relazione, significa porsi in un atteggiamento di apertura verso l'altro, essenziale per comprenderne bisogni, desideri e tratti caratteriali individuali, abbandonando così l'idea di controllo e di possesso.

1.8. L'*animal hoarding*

Un ulteriore esempio della distorsione del rapporto uomo-animale lo troviamo nel fenomeno noto come *animal hoarding*, un esempio di esasperazione in cui si arrivano ad accumulare un numero elevato di cani e/o gatti in ambiente domestico totalmente inadatto e in condizioni sanitarie ed etologiche spaventose, spinti da un "amore" patologico per loro e da un irrefrenabile bisogno di salvarli e prendersene cura (Colombo, Prato Previde, 2013).

1.9. Il caso reale (descritto dall'istruttrice cinofila e biologa Elisabetta Mariani)[1]

1.9.1. *Premessa*

Il mio lavoro come istruttore cinofilo è spesso popolato da varie realtà e vari personaggi.

Negli ultimi 7-8 anni ho riscontrato sempre più frequentemente che i miei interventi erano inseriti in contesti di relazione che avevano un pattern abbastanza comune, che si ripeteva anche attraverso il confronto con i miei colleghi.

Vengo chiamata per problematiche legate alla difficoltà di gestione del cane in casa da parte di donne di età compresa tra i 30 e i 45 anni circa.

La situazione cui mi vengo a trovare solitamente è la seguente: cane maschio intero taglia grande o medio grande, spesso razza meticcia incrocio molosso che si confronta spesso con altri cani maschi interi o castrati, ma gestisce anche gli

1. Nota della curatrice: l'osservazione secondo cui una certa categoria di persone, ad esempio le donne single si trovano spesso "legate" a un certo tipo di animale può essere dovuta non tanto al fatto che sono in una condizione di difficoltà (solitudine, problematiche relazionali, ecc.) ma quanto al fatto che magari sono più propense a chiedere aiuto in caso di difficoltà. Il problema che sorge nella descrizione di certe problematiche relative al sistema uomo-animale, potrebbe non essere il tipo di lente che si usa per guardare una situazione (situazione problema) ma chi indossa tali lenti (modelli interpretativi del professionista). È utile in questo caso ricordare che le riflessioni qui riportate sono frutto dell'interpretazione di un professionista non esperto in relazioni umane.

incontri che la proprietaria ha con gli uomini determinandone poi l'allontanamento.

Le persone di cui parliamo sono donne, come detto, di età dai 30 ai 45 anni circa, di cultura medio alta, con lavoro stabile e ruolo di prestigio in aziende o freelance. Separate, divorziate o single. Alcune di loro mi hanno raccontato situazioni di abbandono della relazione da parte del compagno/marito e in seguito, poi, la decisione di prendere un cane.

La scelta non ha nessun tipo di tentennamento, a loro dire: deve essere maschio, intero, taglia grande. Generalizzando si può dire che si spazientiscono se il cane prova a ingaggiarmi in qualche gioco e se il cane mostra emozioni positive durante il mio incontro con loro; lasciano al cane la decisione di dormire con loro a letto o vicino, tanto da non permettere a nessun uomo di potersi avvicinare.

1.9.2. *Il caso di Francesca e Pluto (nomi di fantasia)*

Sono stata chiamata da questa giovane donna, Francesca, perché il suo cane aveva aggredito e morso la persona che si era portata a casa quella sera. A mio avviso queste persone, inconsapevolmente, lasciano gestire al loro cane tutte le interazioni con altri uomini, facendo in modo che l'unico "maschio" di casa rimanga il cane. Spesso sono molto accudenti e legittimano e giustificano il comportamento del cane finché però entra nella loro vita un nuovo elemento maschile.

Non riuscendo più a gestire queste dinamiche intervengo io.

Dopo aver fatto un'anamnesi e prendendo alcune cautele tipo non incontrarsi a casa loro ma fuori, a un parco o ai giardinetti, quindi in ambiente neutro, inizio a far comprendere loro alcuni atteggiamenti che possono lasciare delle interpretazioni errate al cane. Faccio in modo che inizino ad avere delle regole legate alla gestione degli spazi: faccio mangiare da solo il cane in cucina senza la proprietaria vagante intorno, potrà stare sdraiato vicino a lei ma non sullo stesso divano.

La questione letto diventa più spinosa: il mio consiglio è quello di procedere per gradi, facendo scendere il cane dal letto senza usare la forza ma invitandolo con fermezza e coerenza (spesso ci vogliono almeno 45 minuti), se il cane salta sul letto di nuovo dopo i 45 minuti, faccio andare via la proprietaria dalla stanza.

L'obiettivo è quello di portarlo a dormire fuori dalla camera da letto con un cancelletto che ne permetta la visione ma non l'intrusione. Spesso il cambiamento più delicato è quello che deve operare la proprietaria e, seppur un'analisi psicologica non rientra nelle mie competenze, dalle mie osservazioni ho rilevato che la donna manifesta inconsapevolmente il desiderio di essere protetta e accudita dal suo cane. Faccio fare attività al cane che devono essere emendative sul controllo, tipo gestire un gioco e controllarlo, oppure in campo aperto gestisco uno spazio delimitato dove non è presente la proprietaria e dove metto dei giochi che a lui interessano. Molto mi ha aiutato la ricerca olfattiva nonostante non siano cani che sembrano apprezzare questa attività; in realtà abbassano la tensione e la deriva di controllo che gli è stata richiesta e si chiede loro di allontanarsi per cercare qualcosa e non qualcuno. Ho insegnato a far gestire gli spazi in maniera coerente alle proprietarie in modo tale da prendere in mano la loro vita senza delegare al cane e quindi togliendo a questi cani un ruolo che era troppo pesante per loro stessi e per chi viveva con essi.

1.10. Conclusioni

L'attenzione all'equilibrio della convivenza dell'animale con l'uomo risulta sempre più importante soprattutto per il costante aumento della presenza di animali domestici nella nostra società. Emerge da questa dissertazione una prima evidente considerazione: l'evoluzione del rapporto uomo-animale è arrivata a un punto che può essere definito "delicato"; cominciano a insorgere chiaramente conseguenze negative per lo stato di salute degli animali e dei proprietari intesi dunque come unico sistema relazionale. Le basi per una buona relazione con l'altro si pongono in partenza da una scelta consapevole. Sarebbe infatti opportuno scegliere un animale le cui caratteristiche (razza, sesso, età e temperamento) siano compatibili con tutti i membri umani della famiglia, con il loro stile di vita e con l'ambiente fisico e sociale in cui, eventualmente, si prevede che il cane trascorrerà l'esistenza. Compiuta una scelta consapevole dovremmo impostare la relazione come condizionata meno dal controllo e più dai valori di compagnia, comunicazione, reciprocità e comprensione dell'individualità senza cadere nell'interpretazione antropocentrica. Nasce anche da qui l'esigenza delle scienze di studiare e osservare tale fenomeno per elaborare sistemi in grado di garantire una evoluzione "positiva" del sistema uomo-animale.

Riferimenti bibliografici

Andersen H.C. (2020), *La sirenetta*, Feltrinelli, Milano.

Anderson K. (1997), *A walk on the wild side: a critical geography of domestication*, «Progress in human geography», 21(4), pp. 463-485.

Allen M.A. (2007), *Coping with sorrow on the loss of your pet*, Dog Ear Publishing.

Ballarini G., Chiappelloni S. (1995), *Animali amici della salute: curarsi con la pet therapy*, Xenia.

Cavaleri P.A. (2007), *Vivere con l'altro. Per una cultura della relazione*, Città Nuova, Roma.

Catasta I. (2018), *Uomo e cane: dal legame affettivo agli apporti referenziali sulla salute della persona*, «Piesse», 11 gennaio, http://rivistapiesse.it/2018/01/11/uomo-e-cane-dal-legame-affettivo-agli-apporti-referenziali-sulla-salute-della-persona-ilaria-catasta/.

Colombo S.E., Prato P.E. (2013), *Animal hoarding-accumulo di animali: stile di vita, maltrattamento o psicopatologia? Una rassegna critica della letteratura*, «Ricerca di Psicologia».

Dashper K. (2014), *Tools of the trade or part of the family? Horses in competitive equestrian sport*, «Society, Animals», 22(4), pp. 352-371.

Fox R. (2006), *Animal behaviours, post-human lives: Everyday negotiations of the animal–human divide in pet-keeping*, «Social, Cultural, Geography», 7(4), pp. 525-537.

Fox R., Gee N.R. (2019), *Great expectations: Changing social, spatial and emotional understandings of the companion animal–human relationship*, «Social, Cultural, Geography», 20(1), pp. 43-63.

Gallicchio B. (2001), *Lupi travestiti: le origini biologiche del cane domestico*, Edizioni Cinque, Monza.

George R.S., Jones B., Spicer J., Budge R.C. (1998), *Health correlates of compatibility and attachment in human-companion animal relationships*, «*Society, Animals*», 6(3), pp. 219-234.

Haraway D. (2008), *When species meet*, University of Minnesota Press, Minnesota.

Horowitz A. (2010), *Come pensa il tuo cane*, Mondadori, Milano.

La Penna A. (1996), *Esopo Favole*, Athenaeum, Milano.

Lorenz K. (2014), *E l'uomo incontrò il cane*, Adelphi, Milano.

Mithen S.J. (1996), *The prehistory of the mind a search for the origins of art, religion and science.*

Morey D.F. (1994), *The early evolution of the domestic dog*, «American Scientist», 82(4), pp. 336-347.

Nagasawa M., Kikusui T., Onaka T., Ohta M. (2009), *Dog's gaze at its owner increases owner's urinary oxytocin during social interaction*, «Hormones and Behavior», 55(3), pp. 434-441.

Odendaal J.S., Meintjes R.A. (2003), *Neurophysiological correlates of affiliative behaviour between humans and dogs*, «The Veterinary Journal», 165(3), pp. 296-301.

Prato Previde E., Valsecchi P. (2011), *Creare legami: l'attaccamento in una prospettiva comparata.*

Prato Previde E., Valsecchi P. (2007), *Effect of abandonment on attachment behaviour of adult pet dogs.* In *International Veterinary Behaviour Meeting*, Fondazione Iniziative Zooprofilattiche e Zootecniche, pp. 31-32.

Serpell J. (2017), *The Domestic Dog: its evolution, behaviour and interactions with people*, Serpell Edition, Cambridge.

Tomasello M., Carpenter M., Call J., Behne T., Moll H. (2005), *Understanding and sharing intentions: The origins of cultural cognition*, «Behavioral and brain sciences», 28(5), pp. 675-691.

Tonutti S. (1997), *Esistono Pet nelle società extraoccidentali?*, «La Ricerca Folklorica», pp. 111-120.

Topál J., Miklósi Á., Csányi V., Dóka A. (1998), *Attachment behavior in dogs (Canis familiaris): a new application of Ainsworth's (1969) Strange Situation Test*, «Journal of comparative psychology», 112(3), p. 219.

Voith V.L. (1985), *Attachment of people to companion animals*, «The Veterinary Clinics of North America. Small Animal Practice», 15(2), p. 289.

Capitolo 2

Una visione fenomenologica sul rapporto uomo-animale

L'incontro con "l'animale"

di Virginia Stanco

Avevo appena preso in affitto un nuovo appartamento. Nel periodo del trasloco, ogni giorno riempivo una valigia e la trascinavo faticosamente lungo i quattro piani di scale. Su ogni pianerottolo mi fermavo un attimo a guardare le porte chiuse dei miei futuri vicini e mi chiedevo chi abitasse in ognuno di quegli appartamenti. In qualche occasione si poteva distinguere il pianto di un bambino o il suono di un televisore acceso, ma non avevo ancora conosciuto nessuno di loro.

Ciò di cui potevo essere certa era che dietro una delle porte chiuse del terzo piano viveva uno di quei cani piccoli, di colore marrone, probabilmente uno yorkshire, dall'abbaiare acuto e orbo da un occhio. Ogni volta che passavo davanti alla sua porta correva ad abbaiare nella mia direzione e, quando la porta era aperta, si precipitava a ringhiare tra le mie gambe finché la sua "proprietaria" non usciva a riprenderlo chiedendomi scusa, come si trattasse di un figlio indisciplinato, per il fastidio che immaginava mi avesse arrecato. Mi confessò anche che la bestiola, vedendomi arrivare dal balcone, si preparava all'agguato appena fossi passata davanti alla sua porta. Se mi sentiva salire o scendere le scale, lei (scoprii poi che era una femmina), era là come una sentinella e non mancava occasione per abbaiarmi contro. Il nostro era ormai un incontro fisso. Se non la sentivo arrivare bastava che agitassi il portachiavi in modo che producesse un suono metallico nell'urtare la chiave, e lei correva abbaiando a più non posso. Pensai allora che fosse proprio quel suono a produrre quella reazione. Doveva essere un rumore per lei molto fastidioso o, semplicemente, le annunciava il mio arrivo.

La proprietaria aveva spiegazioni fantasiose sul perché la cagnolina non gradisse il mio passaggio. Qualcuno ipotizzava addirittura che non volesse che io occupassi l'appartamento in cui mi ero appena trasferita. Ma chi può sapere veramente cosa fosse ad animare il ringhio al mio passaggio? Era forse soltanto il suo modo di "salutare" la nuova vicina? Le risposte sulle intenzioni della cagnolina si basavano su ipotesi dettate dall'osservazione di quei comportamenti, ma le spiegazioni che la sua proprietaria e io ci eravamo date riflettevano innanzitutto il nostro soggettivo e personale modo di stare al mondo e di osservare e interpretare il modo in cui quella cagnolina ci si presentava.

Risaltava un agire che a entrambe rimandava un vissuto di agitazione, rabbia e aggressività che noi potevamo riconoscere attribuendo al cane i medesimi vissuti e modi di sentire dell'essere umano. Ciò che mi fa dire di un animale che è arrabbiato, affamato, felice è un'empatia che riesco a creare grazie al fatto che l'animale e io condividiamo il modo di stare al mondo in un corpo attraverso il quale si esprimono i vissuti. Il primo canale della comprensione empatica dell'animale è infatti quello corporeo. Riconosco nell'altro-animale un corpo vivente, posso osservare che, come me, gli animali hanno occhi, orecchi, gambe o zampe, che compiono azioni, e che riescono a comunicare. Li percepiamo come dotati di una vita di coscienza. «Noi scopriamo gli animali nel nostro mondo attraverso una empatia che è una modificazione assimilante dell'empatia tra gli uomini» (Husserl).

È giusto specificare che oggetto di studio del testo sono gli animali domestici e i legàmi che questi stabiliscono con gli umani con i quali sono in relazione. La questione del rapporto tra uomo e animale è molto vasta e si farebbe un torto ad accomunare in un'unica categoria tutti "gli animali" come a negare le differenze intraspecifiche tra i viventi non umani. Considerare le differenze tra esseri umani e non umani pone anche la questione dei diritti e della dignità che vengono riconosciuti a questi ultimi. Il confine tra il considerare un animale oggetto o soggetto di vissuti è ciò che fa la differenza nel dare dignità e valore alla vita dell'altro, umano o non umano. Potremmo provocatoriamente fare un'analogia tra questo caso e ciò che accade quando è una determinata categoria di esseri umani a mettersi al di sopra delle altre. Anche in questo caso accade che alcune vite abbiano meno valore e dignità di altre.

Parliamo qui di animali domestici, che sono considerati "gli amici" dell'uomo, ma sono diverse le contraddizioni rispetto al rapporto uomo-animale. Tra queste potremmo annoverare la determinazione dell'uomo a negare a sé stesso l'animalità, come se in essa risiedesse tutto ciò che deve essere nascosto, di cui ci si deve vergognare, gli istinti e i pensieri meno nobili. Eppure, quella parte che attribuiamo alle "bestie" fa parte del nostro essere umani esattamente quanto ne fanno parte le virtù e le abilità che ci rendono umani.

Anche se apparentemente ostile, mi ero affezionata al rito del passaggio davanti alla casa di quella cagnolina e fui molto dispiaciuta di apprendere della sua morte, qualche mese dopo, a causa di una malattia di cui soffriva da tempo. Sentivo di essere entrata in relazione con lei, e provai pena per il suo destino e per il dolore che la sua morte aveva provocato alla padrona che aveva stabilito con lei un forte legame di attaccamento.

La cagnolina si poneva come Altro non umano che, come me, abitava il mondo. D'altra parte possiamo affermare con certezza che esista una netta distinzione tra umano e animale? Se ammettiamo che l'uomo e le altre specie animali fanno parte di un unico mondo, così come pure gli altri esseri viventi, come le piante, e inanimati, come le rocce, possiamo veramente pensare che "l'umanità", "l'essere umani" ci collochi in una posizione di superiorità rispetto agli altri viventi, secondo una distinzione gerarchica? Queste riflessioni mi sono state suggerite proprio dall'incontro con quella cagnolina, lei, il suo volto, mi ha chiamato in causa, mi ha interrogata.

Partendo, da un discorso più generale sulla questione, procediamo riportando il pensiero di alcuni autori in merito alla questione.

Ci chiediamo qui in che modo la fenomenologia possa aiutarci ad affrontare la questione del rapporto uomo-animale. A questo proposito, avvalendoci degli studi su Husserl condotti da Di Martino (2012), possiamo osservare la prospettiva fenomenologica e, in particolare husserliana. La riflessione riguarda il modo in cui gli animali si danno, il che implica il riferimento all'esperienza.

Rispetto alla questione animale, ciò su cui Husserl concentra il proprio interesse è l'intersoggettività trascendentale che costituisce il mondo. Se il mondo di cui Husserl parla «è il nostro mondo normale, il mondo di noi uomini normali» questo sarà colto a partire dall'anormalità e dalle anomalie. Così la questione della costituzione trascendentale del mondo è affrontata a partire dalla normalità umana, dal mondo "di noi uomini normali" che può essere tale solo se osservato nel contrasto con ciò che è anomalo. Da qui il confronto con l'intersoggettività trascendentale umana "anomala" (dei folli, dei bambini, dei malati) e quella animale.

Scrive Husserl (1950): «gli animali sono costituiti essenzialmente per me come variazioni anomale della mia umanità».

Nell'impostazione fenomenologica e nelle analisi husserliane, le caratteristiche strutturali di uomini e animali possono essere mostrate solo a partire dall'analisi dei rispettivi mondi. Partendo dal presupposto che ogni vivente intrattiene col suo mondo un rapporto intenzionale attraverso cui questa struttura si manifesta, possiamo giungere ai diversi modi intenzionali muovendo dal tipo di mondo che in essi giunge a datità. Cogliamo dunque le differenti strutture dei viventi a partire dai differenti mondi.

Certamente l'operazione che compiamo è tutta umana e deriva da un processo di comparazione che compiamo, assimilando la nostra esperienza del mondo a quella animale. Ma noi ci rapportiamo agli animali attraverso una "analogizzazione" fondata sul nostro modo di esperire il mondo, quindi rispetto all'animale diremo che si tratta di "un modo secondario dell'empatia". L'animale mi si dà come alter ego, ma in una forma diversa rispetto all'alter ego umano e ne rappresenta una variazione eidetica. Quindi noi possiamo comprendere l'animale a partire dalla nostra esperienza e dai nostri vissuti attuando una versione modificata dell'empatia attraverso cui comprendiamo l'altro umano.

Partendo da queste riflessioni diviene chiaro che per Husserl gli animali possiedono una soggettività. «Gli animali, gli esseri animali, sono come noi soggetti di una vita di coscienza in cui, in un certo modo, è dato anche un "mondo ambiente" come il "loro" sulla base di una certezza d'essere». Vi è un soggetto dei vissuti che esperisce il mondo.

«Io comprendo gli animali solo in modo del tutto indiretto come viventi nel loro mondo ambiente, in riferimento ai loro con-animali che sono i loro simili nella comunità di specie. Ma concretamente io non li comprendo. Essi mi sono totalmente estranei. E tuttavia, sebbene io non comprenda il loro mondo ambiente come loro mondo di interessi, io so, li esperisco, o li comprendo in modo del tutto indiretto come un mondo ambiente sconosciuto, come un mondo ambiente collocato nel mondo di realtà universali» (Husserl, Ms. K III 7/17).

Ma se non posso capire fino in fondo il mondo di un animale, posso affermare di comprendere appieno il mondo di un altro essere umano?

Si potrebbe probabilmente affermare che anche per andare verso l'altro simile, per comprenderlo, dovrò innanzitutto cercare di chiarire il tipo di mondo in cui questi vive, il suo modo di dare significato a ciò che lo circonda, un modo che potrebbe essere radicalmente diverso dal mio, ma che rappresenta una delle possibilità dello stare al mondo. Per l'Altro non umano il passaggio ulteriore sarà quello di guardarlo con un'altra lente, con categorie diverse da quelle utilizzate per i gli esseri umani.

Un animale domestico non utilizza il linguaggio umano, eppure riesce a dare vita a una comunicazione dotata di senso attraverso una varietà di atteggiamenti e di suoni. Un gatto o un cane che vivono in casa riusciranno a far capire agli umani che li curano quando hanno fame, sete, voglia di giocare o di essere accarezzati e la relazione che si stabilisce è differente e peculiare in ogni interazione tra un umano e un animale. Da questo punto di vista si può probabilmente parlare anche di una soggettività animale.

Per quanto riguarda ciò che distingue l'umano dall'animale, Husserl distingue l'io animale dall'io umano. L'io animale è l'io della psiche, che implica un'attività egologica, quindi un soggetto di atti. L'io umano è autocosciente, e può prendere posizione su sé stesso.

Gli animali, dunque, esistono per noi come persone, alla maniera di persone, ma non saranno mai persone e ciò perché sono altro.

Sempre Husserl attraverso gli studi di De Martino ha descritto le differenze in quello che possiamo definire mondo culturale umano e animale.

Ciò che per Husserl rappresenta la differenza tra soggettività umana e animale è che gli animali non sono "persone", non hanno l'essenza di "persona". Il mondo ambiente umano e animale, pur coesistendo, sono differenti.

«Se si paragonano animale e uomo (entrambi presenti nel mondo ambiente umano e dunque rispettivamente compresi come i soggetti dei mondi ambiente per loro rispettivamente validi) salta subito agli occhi che l'uomo come persona è soggetto di un mondo culturale, che è il correlato della comunità universale delle persone, in cui ogni persona è consapevole di essere, in riferimento al suo mondo umano, al mondo culturale in cui vive. L'animale non vive (essendone consapevole) in un mondo culturale» (Husserl, 2003a).

Pur riconoscendo come tratto comune che gli animali, così come l'uomo, non possono esistere indipendentemente dai membri della propria specie e che ogni singolo animale intrattiene una relazione costitutiva con gli altri individui della propria specie e che oltre a ciò vi sia una dipendenza tra le specie, è chiaro che l'esperienza di mondo animale e quella umana sono differenti eideticamente, sussistendo tra di essi una differenza di struttura. Il mondo culturale umano è fatto di opere, acquisizioni, produzioni, guidate da scopi e finalità che non si esauriscono nell'esperienza del singolo individuo, ma che vanno a costituire una eredità nella costruzione di senso delle generazioni successive. Gli animali, pur agendo per uno scopo, non producono opere, non agiscono in funzione di un progetto futuro, non hanno un mondo culturale. «Solo l'uomo tende, agisce, opera, realizza opere permanenti che soddisfano scopi permanenti che superano i giorni e le ore» (Husserl, 1989). Così, per Husserl, mentre le opere umane sono concepite per andare oltre il presente, studiate per soddisfare potenzialmente all'infinito il medesimo bisogno, l'animale, se pure utilizza un mezzo per uno scopo, non è capace di rappresentarsi quell'oggetto come finalizzato in modo permanente a quello scopo. L'esperienza di utilizzo si limita al singolo caso, senza la possibilità di andare oltre la situazione pratica presente. Noi cogliamo dunque gli animali come esseri sociali, ma la socialità dell'animale si dà in maniera sempre differente da quella umana.

Diversa per Husserl, è anche l'esperienza del tempo animale rispetto a quella umana. Anche se l'animale, come l'uomo, mantiene nel tempo l'identità, attraverso il tempo e il cambiamento, l'animale non ha consapevolezza del tempo, vive nel presente, senza fantasticare il futuro, senza memoria del passato (almeno per quanto ci è dato sapere). Da ciò deriva che l'animale non ha un mondo di essenti poiché la costituzione della "cosa" richiede la capacità di rimemorare e variare nella fantasia (Di Martino, 2013).

L'animale è senza memoria nel senso che non è probabilmente in grado di ritornare con il pensiero e rivivere esperienze passate, pur riconoscendo e identificando un contenuto di esperienza presente con uno passato. L'animale è dunque capace di attendersi un risultato da un'azione o da un oggetto, ma non coglie quell'oggetto come identico nelle diverse forme che ha assunto nel tempo. Lo stesso accade per quanto riguarda la fantasia. L'animale non può prefigurarsi una situazione futura, non può progettare la propria vita pianificando azioni in vista di un obiettivo. Anche quando si muovono guidati da un'aspettativa, questa è legata al momento presente, alla situazione attuale, allo stimolo immediato. Se ciò fosse vero si potrebbe immaginare dunque, con Husserl, che proprio perché l'orizzonte temporale è ristretto, in un mondo ambiente chiuso, finito, l'animale avrebbe la possibilità di trovare la felicità nell'appagamento dei bisogni, al contrario dell'uomo che ha infinite possibilità, va oltre gli istinti, non giunge mai a un appagamento totale, ma sente sempre la spinta verso nuovi obbiettivi aspirando a quella totale soddisfazione a cui non giunge mai.

Fin qui abbiamo volto lo sguardo al pensiero di Husserl riguardo al rapporto tra uomo e animale, ma sappiamo bene che la questione è stata ed è tutt'ora oggetto di riflessione in diversi ambiti del sapere.

Il pensiero filosofico tradizionale ha sempre teso a opporre l'uomo all'animale, definendo quest'ultimo in forma essenzialmente negativa, ponendo le differenze tra l'essere umano e l'animale in termini di mancanze, ciò in funzione di quell'antropocentrismo che vorrebbe l'uomo al di sopra delle altre specie. Cercando di delineare l'animalità in quanto tale, si è spesso tralasciato di considerare le diverse modalità di essere, di relazionarsi, di comunicare degli animali.

La questione dell'animale è spesso presente nei testi di Jacques Derrida. Nel testo *L'animale che dunque sono*, del 1997, egli sottolinea come la tradizione filosofica abbia sempre opposto l'uomo a tutto il resto del genere animale fino a definire quest'ultimo privo di tutto ciò che si ritiene "proprio" dell'uomo: «parola, ragione, esperienza della morte, lutto cultura, istituzione, tecnica, vestiti, menzogna, finta di fingere, cancellazione della traccia, ridere, piangere» e così via. Ma siamo così certi che l'animale non possegga tali facoltà? E si può affermare con certezza che esista una linea netta di separazione tra ciò che è umano e ciò che non lo è? Derrida, trova riduttivo tracciare una linea divisoria netta tra umano e animale, non perché neghi le differenze, l'eterogeneità, le rotture abissali che esistono tra l'uomo e ciò che questi chiama animale. Ciò che Derrida sottolinea è proprio come questo limite abissale, questa frontiera, non formi soltanto una linea indivisibile, bensì più linee all'infinito.

Mettendo in discussione la tradizione filosofica che ha così maltrattato gli animali, Derrida mette anche in evidenza la fragilità dell'opposizione tra uomo e animale e se così facendo mette in crisi ogni sicurezza per quanto riguarda l'animalità dell'animale in generale, mette anche in crisi la sicurezza per quanto riguarda l'umanità dell'uomo (Mallet). «Non si tratta solo di domandarsi se abbiamo il diritto di rifiutare questo o quel diritto all'animale [...], ma si tratta anche di domandarsi se ciò che si chiama uomo ha il diritto di attribuire con rigore all'uomo, quindi di attribuirsi, ciò che egli rifiuta all'animale, e se ne ha mai il concetto puro, rigoroso, indivisibile, in quanto tale» (Derrida, 1997).

Già nella parola "animale", utilizzata al singolare, come se tutti i viventi che l'uomo non riconosce come suoi simili potessero essere raggruppati in un'unica categoria omogenea, opposta a quella dell'umano, Derrida individua una violenza perpetrata dall'uomo agli animali. A questo proposito conia il termine "animot". «Ecce animot. Né una specie né un genere, né un individuo, ma un'irriducibile molteplicità vivente di esseri mortali». Attraverso questa parola, riesce a collegare in un unico corpo verbale tre parti eterogenee. Innanzitutto lascia intendere il plurale "animali" (in francese *animaux*), a sottolineare che non esiste l'animale al singolare generale, separato dall'uomo da un unico limite indivisibile. Il suffisso *mot*, in *animot*, riporta al termine parola in francese «Ci apre all'esperienza referenziale della cosa in quanto tale, come ciò che essa è nella sua essenza, e quindi a quel punto per il quale si è sempre voluto far passare il limite, l'unico e indivisibile limite che separerebbe l'uomo dall'animale, vale a dire la parola, il linguaggio nominale della parola, la voce che nomine e che nomina la cosa in quanto tale come essa appare nel suo essere». Per quanto riguarda il terzo punto, Derrida continua affermando che «non si tratta di "rendere la parola agli animali", ma forse di accedere a un pensiero, per quanto chimerico e fantasioso, che pensa l'assenza del nome o della parola in maniera diversa da quella di una privazione».

Per Derrida, l'accesso all'umanità non si ha attraverso la parola, quel logos, che sarebbe prerogativa prettamente umana, che la tradizione filosofica occidentale ha posto come spartiacque fondamentale tra umano e animale. Come di ricorda Dalmasso nell'introduzione all'edizione italiana al testo di Derrida, Ciò su cui egli pone l'attenzione è la nudità dell'uomo. «L'animale non ha percezione della sua nudità». L'uomo sa di essere nudo ed è l'unico animale che si è vestito. E tale nudità si pone come una mancanza, Nella mancanza della nudità, l'uomo prende coscienza di sé. Derrida opera allora un rovesciamento. In questo caso, nel rapporto uomo-animale, non è quest'ultimo a essere mancante, ma l'uomo stesso. Allora quale sarebbe il proprio dell'uomo? Ciò implica che la nudità di sé è una delle caratteristiche proprie dell'essere umano, che lo differenzia dagli altri viventi, è ciò che sottopone l'uomo allo sguardo dell'altro. Uno sguardo che crea imbarazzo. In tale riflessione si troverebbe, appunto, «il punto focale dell'esperienza incomparabile che chiamiamo nudità, che si crede essere propria dell'uomo, cioè estranea agli animali, per quanto siano nudi e, per quanto si pensa, senza la minima coscienza di esserlo».

Derrida ci parla dell'incontro con lo sguardo della sua gattina mentre è completamente nudo. Ciò che descrive non è l'incontro con un gatto in generale, ma un gatto reale, la sua gattina («questo essere vivente insostituibile che entra un giorno nel mio spazio, in questo luogo dove ha potuto incontrarmi, vedermi e vedermi nudo. [...] si tratta di un'esistenza che rifugge da ogni concettualizzazione e, per giunta, di un'esistenza mortale, perché, dal momento che possiede un nome, quel nome già gli sopravvive e firma la sua possibile scomparsa») che avendolo seguito in bagno per fare colazione, lo sorprende nudo e incapace di superare l'imbarazzo di quell'istante.

«Mi è difficile reprimere un senso di pudore. Faccio fatica a mettere a tacere dentro di me la riprovazione dell'indecenza. Contro l'imbarazzo che ci può essere nel trovarsi nudo, col sesso scoperto, davanti a un gatto che mi guarda senza muoversi, solo per vedere. L'imbarazzo di un animale nudo davanti all'altro animale [...]: esperienza originale, unica e incomparabile dell'imbarazzo che in verità si trova nel comparire nudo davanti allo sguardo insistente dell'animale, uno o sguardo benevolo o senza pietà, meravigliato o riconoscente». Il gatto che gli è davanti può farsi guardare, ma possiede anche uno sguardo, un punto di vista su di lui, interroga, pone la questione dell'assolutamente altro.

Derrida si domanda se di fronte al gatto che lo guarda nudo dovrebbe provare vergogna come una bestia che non ha più il senso della sua nudità o piuttosto come un uomo che conserva il senso della sua nudità. Si chiede "Ma io dunque chi sono?", "A chi domandarlo se non all'altro? Forse proprio al gatto?". In quell'attimo in cui incontra lo sguardo del gatto, nell'imbarazzo della vergogna non è più sicuro di sapere di fronte a chi si trova. Si può essere soli con un gatto? Un momento di follia che Derrida descrive con le parole del gatto del Cheshire in Alice nel paese delle meraviglie «We're all mad here. I'm mad. You're mad». «Non so più dove sbattere la testa». Lo definisce «il teatro senza senso del tutt'altro che chiamano "animale"».

Per Derrida rispondere alla domanda "chi sono" implica un "sono nel senso di sono appresso all'animale" oppure "sono in quanto presso l'animale" (*je suis* in francese significa "io sono", ma anche "io seguo" e proprio su questo gioca Derrida). Ciò vuol dire che l'uomo perviene all'autocoscienza di sé attraverso gli altri animali, cioè altri esseri viventi. Per quanto riguarda le domande che egli si pone, afferma che «queste implicano l'idea di che cosa vuol dire vivere, parlare, morire, essere e mondo come essere-nel-mondo [...], o essere-con, essere-davanti, essere-dietro, essere-dopo, essere e seguire, essere seguiti o inseguire, là dove seguo in un modo o nell'altro ma sempre presso ciò che viene chiamato animale».

Come già accennato, l'intento di Derrida è quello di smontare la visione antropocentrica dell'universo, caratteristica della tradizione filosofica occidentale, che ha considerato l'uomo al di sopra degli altri viventi non umani e perciò meritevole del diritto di dominare su questi. Egli sottolinea come la ragione per cui l'uomo si sente al di sopra degli altri esseri viventi si fonda sulla capacità logico-linguistica, facoltà di cui l'animale è privo. Più precisamente l'animale è privo della capacità di rispondere. «Chi è privo di linguaggio perde la capacità di dare dei nomi, di darsi un nome e perfino di rispondere del proprio nome» (come se l'uomo stesso non ricevesse il suo nome e i suoi nomi).

La prospettiva che Derrida ci offre non è quella della mancanza dell'uomo piuttosto che quella dell'animale. A tal proposito utilizza il mito di Prometeo "che ruba il fuoco, cioè le arti e le tecniche, per ovviare al ritardo e alla dimenticanza di Epimeteo, che aveva equipaggiato tutte le specie animali, ma aveva lasciato «l'uomo nudo [*gymnon*]», senza scarpe, senza coperte e senza armi. Quindi è grazie a un errore che l'uomo diventerà padrone della natura dell'animale. «A partire dal vuoto della sua mancanza [...] l'uomo instaura o rivendica in un unico atto la sua peculiarità (il proprio dell'uomo il cui proprio è proprio quello di non avere un proprio), e la sua superiorità sulla cosiddetta vita animale».

A conclusione dello stesso testo, tratto dalla conferenza di Cerisy del 1997, Derrida si occupa della questione dell'animale in Heidegger. Il testo preso in considerazione è il seminario degli anni 1929-1930 dal titolo *Concetti fondamentali della metafisica. Mondo-finitezza-solitudine*. Nel testo Heidegger pone l'attenzione sul concetto di "mondo" e propone tre tesi secondo le quali la pietra è priva di mondo, l'animale è povero di mondo, l'uomo è formatore di mondo. Derrida si concentra sulla tesi dell'animale povero di mondo, *weltarm* di cui si era già ampiamente occupato in precedenza. Per Derrida il seminario ha il merito di prendere in considerazione un certo sapere etologico e andare oltre l'alternativa meccanicismo/finalismo.

In effetti, come sottolinea Calarco nel testo *Zoografie. La questione dell'animale da Heidegger a Derrida*, in *Concetti fondamentali della metafisica* Heidegger dimostra di avere un approfondita conoscenza del dibattito biologico e zoologico del suo tempo e auspica una "comunione reciproca" tra scienze e filosofia in modo che con differenti modalità di ricerca, siano coinvolte nel perseguimento dello stesso scopo: l'investigazione dell'essere degli enti in e per se stessi. Egli rifiuta di analizzare la vita riducendola alle leggi della fisica e della chimica, ma si discosta anche dalle «opposizioni dottrinali che hanno caratterizzato i discorsi sull'animale nella filosofia, umanistica o meno» (Derrida, 2006).

Attraverso la lettura della prima parte del testo, Derrida pone l'attenzione su alcuni passi concernenti Descartes per mostrare, in maniera provocatoria, che anche quando «avanza in direzione di una nuova questione, di un nuovo interrogarsi sull'animale, di cui pretende decostruire tutta la tradizione metafisica, in particolare quella della soggettività, della soggettività cartesiana ecc., il gesto di Heidegger resta, malgrado tutto, per quanto riguarda l'animale, profondamente cartesiano» (Derrida, 2006).

Derrida sottolinea come il seminario di Heidegger arrivi dopo Essere e tempo, testo in cui è quasi assente la questione dell'animale, se non in due punti, quello dove si parla della morte in cui aveva accennato qualche riflessione sugli animali parlando della modalità di essere-per-la-morte propria del Dasein ed evidenziando la differenza tra la morte animale e la finitudine che distingue il Dasein. Dal punto di vista biologico, il Dasein e la sua morte possono essere studiati esattamente come gli animali, ma in virtù della relazione che il Dasein ha con la morte a causa della sua finitudine, esso muore, a differenza dell'animale che, in possesso della sola vita e non in relazione con la morte, semplicemente, cessa di vivere. L'altro punto è il momento in cui Heidegger si chiede se l'animale abbia un tempo, una questione che rimane sospesa.

Derrida nota come per il filosofo tedesco ciò che manca all'animale è l'in quanto tale. L'animale ha rapporto con l'ente, ma non con l'ente in quanto tale, la cui struttura, rifiutata all'animale, è riservata all'uomo. Per Heidegger l'animale è povero di mondo: «l'uomo non è soltanto una parte del mondo, bensì è signore e servo del medesimo in modo che egli lo "ha". L'uomo ha il mondo. Come stanno le cose riguardo al resto dell'ente, che è anche esso, al pari dell'uomo, una parte del mondo, gli animali, le piante, le cose materiali, ad esempio le pietre? Sono essi, a differenza dell'uomo che ha il mondo, soltanto parti del mondo? Oppure anche l'animale ha il mondo, e come? Nello stesso modo dell'uomo oppure altrimenti? Come va concepita questa alterità? Come stanno le cose per la pietra? Qui vengono in luce, anche se ancora in modo sommario, delle differenze. Noi le fissiamo attraverso tre tesi: 1. la pietra (l'ente materiale) è senza mondo; 2. l'animale è povero di mondo; 3. l'uomo è formatore di mondo» (Heidegger, 1983).

Questa povertà non si caratterizza come una mancanza, come un meno. Dire che l'animale è povero di mondo è mostrare che ha mondo. L'animale è privato del mondo. Ha il mondo nel modo di non averlo. Al contrario della pietra che non ha mondo.

L'animale è privato del mondo e questa privazione implica che abbia una capacità di sentire, di sentirsi povero. Heidegger parla di una tonalità, di un sentimento dell'animale che si sente privato del mondo.

Per Heidegger la differenza tra umano e animale non è di grado o quantitativa, quanto piuttosto di genere. Ciò che intende fare è, dunque, definire le relazioni mondane degli umani e degli animali con modalità di accesso adeguate al genere di ciascuno di essi.

Come sottolinea Calarco, tracciando una distinzione netta tra le relazioni mondane del Dasein umano e quelle degli animali, Heidegger rischia che questi ultimi diventino semplice materiale, meccanismi, il che ricorda la definizione cartesiana che li equipara a degli automi.

La questione che Heidegger pone è quella dell'essenza dell'animalità. L'animalità dell'animale si può determinare per Heidegger «soltanto da cosa costituisca la vitalità del vivente nel suo differire dal senza vita, il quale non ha neppure la possibilità di morire. Una pietra non può essere morta perché non vive». Ciò che l'uomo e l'animale hanno in comune è la finitezza. (L'affermazione implicita che l'animale muore è in contrasto, osserva ancora Derrida, con ciò che Heidegger aveva affermato altrove, cioè che il proprio dell'animale sta nel fatto che non muore ma finisce di vivere). Heidegger scrive a tal proposito: «L'animale ha in quanto animale determinate relazioni, di volta in volta, con il suo nutrimento e con la sua preda, con i suoi nemici, con il suo partner sessuale. Queste relazioni, che per noi sono infinitamente difficili da percepire e che richiedono un gran numero di accorgimenti metodologici, hanno un carattere peculiare». In questo caso vediamo come l'animale si discosti dalla pietra in quanto ha accesso e relazioni con altri enti del suo ambiente, quindi possiede un mondo.

L'ultima questione heideggeriana sulla quale Derrida si sofferma è quella della trasposizione. Per Heidegger «l'essere-trasposto in altri fa parte dell'essenza dell'esser-ci umano». Ma che cosa significa trasporre da uomo a uomo, tra esseri umani e come possiamo trasporre negli animali? Si chiede

Derrida. Si presenta qui la questione dell'animale domestico in cui si crea un intreccio che fa sì che parlare dell'animale significa parlare dell'uomo e per parlare dell'uomo strutturalmente si parla dell'animale. L'animale domestico vive, ma non esiste nel senso del Dasein. Sugli animali domestici Heidegger scriveva: «Prendiamo un esempio evidente: gli animali domestici. Essi non vengono chiamati così perché sono presenti in casa, bensì perché ne fanno parte [le formiche non sono animali domestici, gli animali domestici non sono solo in casa, fanno parte della casa], cioè, in un certo modo, sono utili alla casa. Ma non appartengono alla casa, così come il tetto non appartiene alla casa perché la protegge dal maltempo [Non fanno parte della casa come una cosa qualunque, non sono utili come degli utensili, ad esempio il tetto, che sono utili in altro senso]. Gli animali domestici vengono da noi tenuti in casa, "vivono" con noi. Ma noi non viviamo con loro, se vivere significa: essere nella maniera dell'animale [In altre parole l'animale vive con noi, ma noi non viviamo con lui, se vivere vuol dire quel che fa un animale, dunque qui vivere cambia significato]. E tuttavia noi siamo con loro. Ma questo con-essere non è un esistere con, dal momento che un cane non esiste, bensì semplicemente vive [e la parola esistenza ha qui tutta la portata che le assicura l'analitica del Dasein: il cane non ha il Dasein, non esiste, vive semplicemente e proprio la differenza tra esistere e vivere è la stessa che c'è tra il «Mit», il Mitgehen o questo Mitsein, la differenza dissimmetrica tra l'animale e noi]. Questo con-essere con gli animali è tale che lasciamo che gli animali si muovano nel nostro mondo. Affermiamo: il cane è sotto il tavolo, salta su per la scala. Ma il cane si rapporta a un tavolo in quanto tavolo, alla scala in quanto scala?

Per questo motivo dice, Heidegger, bisogna cancellare ogni parola quando si parla dell'animale, se queste parole sono determinate a partire dall'esistenza del Dasein.

Seguendo Heidegger vediamo, dunque come la trasposizione in un altro animale è possibile fino a un certo punto poiché l'essere degli animali è fondamentalmente diverso dall'essere del Dasein.

Calarco aggiunge che la complessità delle relazioni mondane tra le varie specie animali e tra gli individui animali, dovrebbero indurci a riflettere prima di trarre conclusioni sull'animalità in quanto tale o sulle differenze che possono essere tracciate tra umani e animali. «Potremmo essere guidati da un'analisi più approfondita alla conclusione che la nozione fenomenologica di "mondo" non offre alcun fondamento a una distinzione umano/animale sensata e rigorosa dal momento che alcuni animali sembrano essere sofisticati formatori di mondo» (Calarco, 2012).

Le riflessioni fin qui riportate, con l'accenno al pensiero di alcuni autori non hanno la pretesa di essere esaustive riguardo a un argomento estremamente vasto e ricco di spunti. Non si vuole qui fornire risposte quanto piuttosto proporre una riflessione su una questione che riguarda l'essenza dell'umano insieme a quella dell'animale. Perché chiedersi chi è l'animale se non per definire ciò che non è umano? E chi è l'umano? Chi è l'animale? Ancora un'altra questione, di cui non ci siamo occupati, ma che non è meno rilevante è quella che si poneva Bentham, ripreso da Derrida, «Can they suffer?». Possono soffrire? E qui la risposta non lascia dubbi. «nessuno può negare la sofferenza, la paura, il panico, il terrore che prende certi animali e di cui noi umani siamo testimoni". Gli animali dunque possono soffrire, e questo aprirebbe la strada a una serie di riflessioni riguardo al trattamento riservato ad alcune specie in particolare. Non approfondiremo in questa sede la questione che rimarrà sospesa, come una domanda.

Riferimenti bibliografici

Calarco M., Zoografie (2012), *La questione dell'animale da Heidegger a Derrida*, a cura di Filippi M., Trasatti F. Mimesis, Milano-Udine.

Calligaris A. (2007), «*E tuttavia noi siamo con loro*». *La straniante parentela tra l'uomo e gli animali in Heidegger*, «Esercizi Filosofici», 2, pp. 20-40.

Derrida J. (2006), *L'animal que donc je* suis, Galilée, Paris, trad. it. di M. Zannini, *L'animale che dunque sono*, Jaca Book, Milano.

Di Martino C. (2012), *Husserl e la questione uomo/animale*, «Noema», 3, pp. 1-34.

Di Martino C. (2013), *Soggettività animali? La concezione fenomenologica dell'animalità in Edmund Husserl*, «Rivista internazionale di filosofia e psicologia», vol. 4, 1, pp. 22-48.

Heidegger M. (1971), *Essere e tempo*, Longanesi, Milano.

Heidegger M. (1983), *Concetti fondamentali della metafisica – Mondo – finitezza – solitudine*, Il melangolo, Genova.

Husserl E. (1950), *Husserliana*, vol. I, *Certesianiche Meditationen und Pariser Vortage*, S. Strasser (Hrsg.), Nijhoff, Den Haag, tr. it di Costa F., *Meditazioni cartesiane e discorsi parigini*, Bompiani, Milano 2002.

Husserl E. (1952), *Husserliana*, vol. IV, *Ideen zu einer reinen Phänomenologie und phänomenologischen Philosophie*, Zwietes Buch: *Phänomenologische Untersuchungen zur Konstitution*, Hrsg. M. Biemel, Martinus Nijhoff, Den Haag, Nachdruck 1971, trad. it. *Idee per una fenomenologia pura e una filosofia fenomenologica II e III*, a cura di V. Costa, Einaudi, Torino 2002.

Husserl E. (1954), *Husserliana*, vol. VI, *Die Krisis der europäischen Wissenschaften und die transzendentale Phänomenologie. Eine Einleitung in die phänomenologische Philosophie*, Hrsg. W. Biemel, Martinus Nijhoff, Den Haag, Nachdruck 1962; trad. it. *La crisi delle scienze europee e la fenomenologia trascendentale: introduzione alla filosofia fenomenologica*, a cura di W. Biemel, avvertenza e prefazione di E. Paci, traduzione di E. Filippini, Il Saggiatore, Milano 1961.

Husserl E. (1973a), *Husserliana*, vol. XV, *Zur Phänomenologie der Intersubjektivität*, Dritter Teil I Kern (Hrsg.), Nijhoff, Den Haag.

Husserl E. (1973b), *Apodiktische Struktur der transzendentalen Subjektivität. Problem der transzendentalen Konstitution der Welt von der Normalität aus* (wohl Ende 1930, oder 1931), in Id., *Gesammelte Werke*, Bd. XV, *Zur Phänomenologie der Intersubjektivität*, Dritter Teil, hrsg. von I. Kern M. Nijhoff, Den Haag.

Husserl E. (1989), *Husserliana*, vol. XVII, *Aufsätze und Vorträge (1922-1937)*, Kluwer, Dordrecht.

Husserl E. (2003a), *Statische und genetische Phänomenologie. Die Heimwelt und das Verstehen der Fremde.* Das Verstehen der Tiere, in Husserl E., *Gesammelte Werke*, Bd., trad. it. *Metodo fenomenologico statico e genetico*, a cura di M. Vergani, Il Saggiatore, Milano.

Husserl E. (2003b), *Tranzendental Idealismus Transzendentale Idealismus. Texte aus dem Nachlass (1908-1921)*, a cura di R. Rollinger, Dordrecht.

Husserl E. (2009), *Husserliana*, vol. XXXVII, *Einleitung in die Ethik. Vorlesungen Sommersemester (1920-1924)*, Hrsg. H. Peucker, Kluwer Academic Publishers, Dordrecht 2003; trad. it. *Parziale Introduzione all'etica*, a cura di F.S. Trincia, traduzione di N. Zippel, Laterza, Bari.

Husserl E. (in corso di stampa), *Transzendentaler Idealismus (1908-1921)*, hrsg. von R.D. Rollinger.

Capitolo 3

Sulla complessa relazione uomo-animale

di Giulia Simonetti

> Se siamo geneticamente predisposti a instaurare relazioni con altre persone, in particolare i bambini e se gli animali mostrano molte caratteristiche simili proprio a quelle delle relazioni che garantiscono il nostro attaccamento alle persone; è facile capire perché le persone instaurano relazioni d'attaccamento con animali domestici.
>
> Katz (2004)

3.1. La relazione d'attaccamento

È stato Aristotele il primo a definire l'uomo un animale sociale per sottolineare la sua peculiare tendenza all'aggregazione, instaurando relazioni che attengono alla società ma anche alla politica. Accertato ciò, noi potremmo dire che il cane o il gatto, ad esempio, nascono come "animali sociali"? Se ci riferiamo a concetti di pertinenza politica forse no, anche se in natura esistono "leggi" che regolano le relazioni tra gli animali appartenenti a un branco finalizzate a perpetrare e garantire un certo tipo di organizzazione gerarchica; ma sicuramente non potremmo parlare di relazioni politiche intese nel senso stretto del termine. Restando invece in superficie, potremmo dire che gli animali nascono come sociali, intendendo con tale termine, la tendenza a instaurare relazioni specifiche e interspecifiche? Quali sono i meccanismi che regolano le relazioni? E prima ancora, come nascono i legàmi? La frase di Katz introduce e risolve già tutti dubbi in relazione alla possibilità di nascita e sviluppo di un legame affettivo interspecifico tra uomo e animale. A partire dagli studi sull'attaccamento umano siamo in grado, oggi, di affermare l'esistenza di un legame particolare e regolato da dinamiche conosciute tra due esseri di specie diverse.

Facciamo un passo indietro. Perché ci interessa e perché parliamo di legame d'attaccamento? Perché è in grado di spiegare aspetti fondamentali per il mantenimento di una relazione quali l'organizzazione emozionale, la competenza sociale e l'autonomia.

È curioso ma, per quanto concerne il campo della psicologia, il solo termine legame non è sempre ben rappresentato in tutti i testi; non compare ad esempio nel *Dizionario di psicologia* di Umberto Galimberti né sul *Dizionario di filosofia e scienze umane*. Il termine legame compare nella descrizione del concetto di attaccamento. In effetti partendo dagli studi di John Bowlby, l'attaccamento viene definito come «il legame che unisce il bambino a chi si prende cura di lui» (Bowlby, 1969). Galimberti definisce il legame d'attaccamento come «un forte legame affettivo verso una persona, una cosa, un ambiente, un modo di vita che presenta talvolta tratti di dipendenza leggibili a partire dal modello originario che è l'attaccamento del bambino alla figura materna», oggi potremmo aggiungere a questa definizione anche un forte legame verso un animale.

La psicologia e l'etologia hanno avuto momenti di grande contatto soprattutto in termini di "mutuo soccorso" teorico. La psicologia ha preso in prestito alcune teorie sviluppate per spiegare fenomeni animali applicandole all'uomo e allo stesso modo l'etologia e ora le discipline che si occupano di relazioni interspecifiche elaborano teorie mutuando concetti applicati in prima istanza in ambito psicologico. Bisogna ancora una volta ringraziare gli studi etologici di Konrad Lorenz, anche in questo caso, che hanno dato avvio alla riflessione di Bowlby sullo sviluppo dei legàmi specifici a partire dalla primissima infanzia.

Lorenz individuò, negli anatroccoli, una peculiare inclinazione che li spingeva a seguire la prima figura in movimento che avevano la possibilità di vedere immediatamente dopo la nascita. Vi sono ancora testimonianze fotografiche sull'esperimento in grado di confermare tale intuizione (Lorenz, 1935). È proprio a partire da tale intuizione poi evoluta nel concetto etologico di *imprinting* che Bowlby teorizza per l'essere umano un "dispositivo mentale" in grado di spingere il neonato a legarsi alla persona che per qualche motivo potrebbe essere la più idonea a garantirgli la sopravvivenza. Contribuiscono alla teoria dell'attaccamento anche le opere e le concettualizzazioni di diversi autori. Ricordiamo gli esperimenti di Harlow che ha dimostrato quanto gli scimpazé preferiscano un surrogato in grado di fornire calore a uno capace di soddisfare solamente il bisogno di nutrizione (Harlow, Zimmermann, 1959). Dunque questo sistema in grado di legare due esseri è qualcosa di più che non un semplice modo che hanno gli individui di diverse specie per garantirsi la soddisfazione dei bisogni primari e primariamente la sopravvivenza. Anche le opere di diversi psicoanalisti, degli psicologi dello sviluppo, della biologia evoluzionista e di molti altri ancora, hanno contribuito al perfezionamento teorico che ha portato dapprima Bowlby e poi diversi studiosi a teorizzare l'esistenza di un sistema motivazionale primario in grado di spiegare quel complesso legame che unisce indissolubilmente due esseri e in grado di pregiudicare lo sviluppo di una creatura appena affacciatasi al mondo. Una tabella esemplificativa riporta per tappe storiche, i testi di riferimento che hanno segnato lo sviluppo e l'evoluzione della teoria dell'attaccamento. A una prima teoria dell'attaccamento con relative sistematizzazioni sono seguiti poi gli studi sugli strumenti per osservare il legame o lo stile d'attaccamento fino ad arrivare allo studio delle complesse dinamiche d'attaccamento e le modalità con cui diversi individui possono legarsi gli uni ad altri.

3.2. Evoluzione storica del concetto di attaccamento

> Era una gatta, assai trita, e non era d'alcuno,
> e, vecchia, aveva un suo gattino.
>
> Ora, una notte, (su per il camino
> s'ingolfava e rombava la bufera)
>
> trassemi all'uscio il suon d'una preghiera,
> e lei vidi e il suo figlio a lei vicino.
> Mi spinse ella, in un dolce atto, il meschino
> tra' piedi; e sparve nella notte nera.
>
> Che notte nera, piena di dolore!
> Pianti e singulti e risa pazze e tetri
> urli portava dai deserti il vento.
>
> E la pioggia cadea, vasto fragore,
> sferzando i muri e scoppiettando ai vetri.
> Facea le fusa il piccolo, contento.
>
> *La Gatta*, G.Pascoli, 1885

Partiamo inquadrando le caratteristiche del legame d'attaccamento tra esseri umani.

Con le parole di Lambruschi «la teoria dell'attaccamento ha effettivamente promosso lo sviluppo di una nuova teoria della motivazione umana» (Lambruschi, 2004). Ciò che attiva quanto è stato definito un sistema motivazionale autonomo, è la percezione di pericolo che spinge il piccolo a stabilire o ristabilire la vicinanza con una figura di riferimento, valutata come in grado di fornire protezione e conforto. Tale sistema è frutto della selezione naturale, affonda le sue radici nella filogenesi e funziona grazie a processi di valutazione cognitiva attraverso cui una figura di riferimento viene riconosciuta e cercata in presenza di un rischio o un pericolo per la propria sopravvivenza. Quando si percepisce la cessazione del pericolo il soggetto può riprendere l'esplorazione del mondo. La percezione della presenza o assenza del pericolo, dipende anche dal tipo di aiuto che la figura di riferimento è in grado di fornire. Le risposte della figura di riferimento, in termini di *timing* e di modalità, in relazione alle caratteristiche proprie del piccolo, definite da Thomas e Chess *caratteristiche temperamentali*, determineranno il tipo di legame tra i due. Il legame di attaccamento si sviluppa e si instaura, negli umani, dalla nascita ai 18 mesi di vita. Da notare che gli uomini e altre specie animali intorno all'ottavo mesi di vita, presentano quanto viene definito *imprinting filiale*, cioè la capacità di memorizzare le caratteristiche della figura allevante di riferimento o meglio definita come figura d'attaccamento. Dai 18 mesi in poi si assiste al "perfezionamento" del sistema d'attaccamento in cui vi è una partecipazione attiva anche del piccolo, ora in grado di vivere o meglio percepire la condizione di reciprocità. È in questa fase infatti che si svilupperebbero i MOI (modelli operativi interni) cioè rappresentazioni mentali basate sull'esperien-

Tabella 3.1. *Principali riferimenti teorici*

Anno	Autore	Concetto sviluppato	Opera di riferimento
1969, 1973, 1979	Bowlby	Teoria dell'attaccamento	*Attaccamento e perdita*
1978	Ainswort *et. al.*	Strange situation – metodica per valutare la relazione madre-bambino	*Patterns of attachment A psychological study of the strange situation*
1983	Guidano e Liotti	Attaccamento e conoscenza	*Cognitive processes and emotional disorders*
1984	George, Kaplan e Main	Adult Attachment Interview (AAI)	*Adult Attachment Interview. Manoscritto non pubblicato, University of California, Berkeley*
1986	Main e Solomon	Attaccamento di tipo D	*Discovery of an insecure-disorganized/ disoriented attachment pattern capitolo* in T.B. Brazelton, M.W. Yogman (eds.), *Affective development in infancy*
1991	Crittenden	Nuove prospettive sull'attaccamento	*Nuove prospettive sull'attaccamento*

za riguardanti il Sé, il mondo e la figura di attaccamento. Queste componenti cognitive, permetterebbero al piccolo di avere informazioni sulla disponibilità della figura d'attaccamento e le relative risorse a disposizione del Sé per affrontare le situazioni. Con Mareschi e Talia (2019) «il bambino si forma una serie di aspettative di ciò che è possibile fare con gli altri nel momento del bisogno e non, e che lo guidano a costruire delle immagini interiorizzate di sé stesso e dell'altro». Grazie ai MOI infatti il piccolo riesce a interpretare le informazioni, sviluppare strategie difensive e comprendere i diversi tipi, o stili, di attaccamento. Si assume dunque l'idea di soggetti in relazione intesi come sistemi organizzati di conoscenze (cognitive, emotive, sociali).

È stata Mary Ainsworth a studiare in maniera empirica le caratteristiche proprie di un legame d'attaccamento, nei termini di differenze individuali, definendo attraverso una procedura sperimentale, denominata Strange Situation, i tipi d'attaccamento maggiormente osservati nella popolazione (Ainsworth *et al.*, 1978). In particolare la studiosa ha osservato il comportamento del bambino in interazione con la madre, durante la separazione e al suo ritorno. Ha scelto questi momenti proprio perché il legame d'attaccamento dovrebbe manifestarsi maggiormente in casi di pericolo o mancanza di protezione, dunque lontananza dalla figura di riferimento o "base sicura".

In tal modo la studiosa ha potuto riconoscere delle costanti comportamentali in grado di definire il tipo /stile di legame d'attaccamento fra il piccolo e la madre. Ha descritto dunque un legame definito di tipo B o Sicuro, caratterizzato da bambini che dopo la separazione e nel momento del suo ritorno manifestavano sentimenti positivi verso la madre; poi un legame definito di tipo A o insicuro-evitante, caratterizzato da bambini che intrattenevano con la madre relazioni non espressive, indifferenti o ostili; infine un legame di tipo C o ansioso-ambivalente, caratterizzato da coloro i quali mostravano reazioni marcatamente ambivalenti. In prima istanza vennero dunque descritti tre stili d'attaccamento, esito di quel rapporto tra risposte dell'accudente e caratteristiche proprie del soggetto ricevente, come illustrato nella tabella 3.2.

Tabella 3.2. *Prima classificazione degli stili di attaccamento.*

A (insicuro-evitante)	Esperienza di una figura di riferimento rifiutante o volta a rifiutare/punire le richieste di conforto.
B (Sicuro)	Esperienze di risposte coerenti e prevedibili da parte della figura di riferimento.
C (ansioso-ambivalente)	Esperienze di risposte incoerenti e imprevedibili da parte della figura di riferimento.

Ritroviamo nella classificazione della Ainsworth quanto detto in precedenza, il piccolo mette in atto e mostra risposte comportamentali che sono il risultato di una interazione protratta con un soggetto di riferimento (la madre) dotato di particolari caratteristiche che in quella particolare relazione predilige un determinato "stile" emotivo-comportamentale.

La studiosa Main notò però che le classificazioni introdotte dalla Ainsworth non comprendevano un altro tipo di legame da lei definito di tipo D o disorganizzato-disorientato «caratterizzato da un insieme di modelli comportamentali strani, chiaramente incongrui o apertamente conflittuali sia al momento della separazione che dopo la riunione con la figura di riferimento» (Lambruschi, 2004).

Negli anni Ottanta del Novecento, vengono sviluppati nuovi metodi per la valutazione dell'attaccamento negli adulti, così lo studio dell'attaccamento, prima focalizzato sulle prime fasi di vita, viene esteso a tutto il ciclo vitale. Tra i tanti metodi di studio, bisogna menzionare l'Adult Attachment Interview (AAI), un'intervista semistrutturata sul rapporto della persona con le proprie figure di attaccamento a partire dall'infanzia ideata da Carol George, Nancy Kaplan e Mary Main (1984).

Successivamente Patricia Crittenden, allieva di Mary Ainsworth, propone poi il modello dinamico-maturativo dell'attaccamento. Secondo la studiosa ciò che guida l'interazione è la ricerca delle regolarità e delle discrepanze del comportamento della figura di riferimento (Crittenden, 1994, 1997). In particolar modo si può già accennare che il legame tra l'uomo e l'animale è particolarmente caratterizzato da regolarità e discrepanze in grado di definire e modellare la relazione stessa. Nel modello proposto dalla Crittenden, l'attenzione viene posta sulla ricerca di sicurezza e protezione dai pericoli come nella teoria originaria ma con un focus sulle espressioni comportamentali direttamente collegate al legame di attaccamento sperimentato e instaurato con le figure di riferimento ma anche alle relazioni che l'individuo sperimenta nel corso del proprio sviluppo. Secondo questo modello, esiste un'interazione dinamica tra l'esperienza e lo sviluppo che determina una continua "riorganizzazione" e che garantisce anche dei profondi cambiamenti nella qualità dell'attaccamento, «soprattutto in quei periodi in cui si assiste a maggiori mutamenti evolutivi» (Crittenden, 1994). Anche l'elemento dell'esperienza sappiamo essere fondamentale per lo sviluppo e l'affinamento di alcune capacità negli animali. Inoltre, predizione del pericolo e possibile protezione sono informazioni che fungono da base per la costruzione sia della qualità dell'attaccamento che delle distorsioni del modo in cui le informazioni vengono poi elaborate negli umani (Crittenden, 1981; Crittenden, Ainsworth, 1989). Secondo il modello dinamico-maturativo, dunque, i pattern di attaccamento sono strategie di autoprotezione apprese dalla figura di protezione stessa; ricordiamo con le parole di Daniele J. Siegel (2011) che «i pattern di attaccamento sono una delle poche dimensioni della vita umana [dunque anche animale?] che appaiono essere largamente indipendenti dall'influenza genetica»; l'apprendimento è quindi in questo contesto di fondamentale rilevanza. Le manifestazioni comportamentali talvolta disfunzionali non sono altro che aspetti "funzionali" della strategia diadica o una loro conseguenza, nel senso che servono a garantire autoprotezione e dunque sopravvivenza. Le strategie solitamente vengono utilizzate in prima istanza in maniera "acritica e generalizzata", col susseguirsi delle fasi di sviluppo si possono modificare e possono cambiare quando non si adattano più al contesto.

La teoria dell'attaccamento è una delle componenti che può spiegare la relazione tra esseri. Già Bowlby scriveva che il concetto di attaccamento dovrebbe essere impiegato solo per spiegare quei comportamenti strettamente legati alla ricerca di vicinanza e protezione (Bowlby, 1969). Esistono però altre componenti fondamentali che devono essere valutate per meglio comprendere ciò che regola il legame tra conspecifici e interspecifici. Queste componenti unitamente all'attaccamento prendono il nome di sistemi, dispositivi adattivi innati che si sviluppano grazie all'esperienza.

Nel filone dello studio sul legame d'attaccamento e visto quanto detto in precedenza sui sistemi motivazionali va sicuramente menzionato Gianni Liotti. Con le sue parole bisogna dire che «le componenti della relazionalità umana diverse dall'attaccamento possono essere vantaggiosamente identificate con i comportamenti regolati da alcuni sistemi di controllo (che è possibile chiamare sistemi motivazionali) diversi dal sistema di attaccamento, ma come quest'ultimo frutto anch'essi dell'evoluzione» (Liotti, 2001, 2011, 2014 Liotti e Monticelli, 2008). Le elaborazioni teoriche di Liotti prendono avvio dal pensiero dei diversi autori già citati ma anche dagli studiosi dell'evoluzione neurobiologica del cervello.

3.3 Cervello e funzionamento psichico: punti di contatto tra uomo e animale

> [...] questo schema generale di un apparato psichico può essere ritenuto valido anche per gli animali superiori, psichicamente affini all'uomo. Bisogna ammettere la presenza di un Super-io dovunque (come nel caso degli esseri umani) lo stato di dipendenza infantile si sia protratto per un periodo di tempo piuttosto lungo. L'ipotesi di una separazione fra Io ed Es è inevitabile. La psicologia animale non ha ancora preso in considerazione l'interessante problema che da essa deriva.
>
> Freud (1938)

Varie teorie si sono sviluppate e intrecciate nello stesso arco temporale. Possiamo dire che l'evoluzione della teoria dell'attaccamento è andata di pari passo con quelle riferibili al riconoscimento degli animali come esseri senzienti. Sono invece antecedenti gli studi che hanno via via attribuito agli animali caratteristiche simili a quelle degli umani per quanto concerne le funzioni cognitive di base e più in generale il funzionamento psichico come ricorda la citazione di Freud. In questo contesto concettuale va ricordata Margaret Floy Washburn (1908) autrice del libro *The Animal Mind: A Text-book of Comparative Psychology*, pubblicato agli inizi del Novecento e ritenuto da alcuni pietra miliare di psicologia comparata e ricerca cognitiva comparata. In questo testo, la studiosa oltre a descrivere alcuni processi cognitivi di molte specie animali (almeno 100), espone chiaramente la sua concezione epistemologica sullo studio degli animali in particolare la visione del comportamento con tali parole: «Non sappiamo dove inizia la coscienza nel mondo animale. Sappiamo dove risiede sicuramente in noi stessi; sappiamo dove esiste al di là di ogni ragionevole dubbio, in quegli animali di struttura che assomigliano ai nostri, che si adattano rapidamente alle lezioni dell'esperienza. Al di là di questo punto, per quanto ne sappiamo, può esistere in forme più semplici e semplici fino a raggiungere il più basso degli esseri viventi»; asserendo che lo studio scientifico dell'attività mentale è necessariamente inferenziale, sia che il bersaglio dello studio sia l'uomo o l'animale (Washburn, 1908). La studiosa è stata molto criticata principalmente per la visione antropocentrica che ha caratterizzato la sua teoria. In contrapposizione si sono posti diversi autori ma esemplari sembrano le parole di Morgan che asseriva «non possiamo in nessun caso interpretare un'azione come il prodotto di una facoltà psichica superiore [la coscienza], quando può essere interpretata come il prodotto di una facoltà psichica inferiore» (Morgan, 1984).

Ciò che pare certo è che le impostazioni metodologiche hanno fortemente influenzato gli studi sugli animali. Per certi aspetti il dibattito è ancora acceso. Non possiamo però negare l'esistenza di molteplici punti di contatto tra le capacità cognitive di base di uomini e animali (come meglio spiegato anche dalla psicologia comparata) a conferma dell'esistenza di un substrato neurobiologico in grado di garantire l'acquisizione e il consolidamento di alcune abilità neurocognitive essenziali anche per la vita di relazione.

In effetti Paul MacLean (1990), a partire dagli anni Settanta del Novecento, teorizza un cervello definito "trino" e distinto in tre parti: *rettiliano* (che reagisce), *limbico o paleo mammaliano* (che sente) e *neocorteccia* (che coordina). Le tre parti teorizzate attraverso il modello della complessità crescente, seguono un principio chiamato "principio di Jackson" secondo cui gli impulsi basici vengono progressivamente raffinati e infine razionalizzati, "risalendo" dalle parti più antiche del nostro cervello fino alla neocorteccia, parte evolutivamente più recente. Chiaramente le parti più arcaiche risultano "sovrapponibili" in differenti specie. Questo modello è stato denominato "teoria del cervello tripartito" e ci mostra in maniera rapida gli innumerevoli punti di contatto tra cervello animale e cervello umano. Jaak Panksepp ha reso più concreto tale assunto, postulando l'esistenza di neurocircuiti, nei mammiferi più primitivi e nell'uomo, responsabili delle principali emozioni; con le teorizzazioni di Panksepp si forniscono le prove incontrovertibili dell'esistenza nell'animale di sistemi, collocati nelle antiche aree sottocorticali, in grado di garantire l'esperienza delle emozioni al pari o in maniera verosimile agli esseri umani. Si tratta di sette principali neurocircuiti o "sistemi emotivi" che regolano differenti aspetti della vita, le cui alterazioni e inibizioni possono generare negli umani, malattie psicosomatiche e dei disturbi psicologici. Sono sistemi costituiti da circuiti riferibili a strutture stabili ma che funzionano grazie a neurotrasmettitori e sostanze specifiche, in particolare sono stati descritti:

1. il sistema legato alla dopamina e definito della ricerca o esplorazione, del desiderio e dell'euforia;
2. quello legato al testosterone e alla serotonina e definito della rabbia e della dominanza;

3. il sistema legato al cortisolo, della paura e dell'ansia;
4. il sistema, legato agli ormoni sessuali, della sessualità;
5. il sistema della cura e dell'amorevolezza, legato all'ossitocina;
6. il sistema della tristezza, del panico e della solitudine affettiva fondamentalmente legati e riferibili all'assenza di cura; infine;
7. il sistema del gioco, della fantasia e della gioia, legati alla dopamina e all'endorfina (Panksepp).

A riprova dei punti di contatto tra gli uomini e gli animali in termini di strutture neurobiologiche o meccanismi che regolano le relazioni, bisogna dire che diversi studi effettuati sui mammiferi hanno confermato il coinvolgimento, anche negli animali, di alcuni regolatori neurochimici, quali per esempio ossitocina, vasopressina e prolattina direttamente implicati nel comportamento sociale. In particolare è stato dimostrato che nella relazione uomo-cane gioca un ruolo fondamentale l'ossitocina (che avevamo già nominato durante la descrizione dei sistemi di Panksepp) attraverso un "circolo virtuoso" dunque positivo interspecifico mediato anche dal contatto visivo che facilita la comunicazione e in generale la relazione tra due esseri (Nagasawa *et al.*, 2015).

Anche Gianni Liotti (2017) in accordo con MacLean, ha postulato l'esistenza di tre macrostrutture in grado di spiegare tre complessi meccanismi motivazionali dando così avvio alla teoria evoluzionistica motivazionale. I sistemi motivazionali riprendono la teoria del cervello tripartito, dunque prevedono:

1. circuiti localizzati nelle aree cerebrali inferiori (tronco encefalico e alcune aree ipotalamiche) volti essenzialmen-

te al soddisfacimento di bisogni fisiologici, riassumibili nei termini di esplorazione, consumazione, riproduzione e difesa. Il soddisfacimento dei bisogni fisiologici alimentari e riproduttivi guida l'azione che esita in comportamenti di esplorazione. L'azione spinta da bisogni alimentari solitamente viene tradotta con comportamenti di consumazione; «se nel corso dell'esplorazione l'organismo si imbatte in un pericolo, si attivano comportamenti di difesa rappresentati da 4 set comportamentali: attacco, fuga, immobilizzazione e finta morte. Questi sistemi motivazionali corrispondono a quelli definiti da Panksepp (1998) *e denominati* sistema dell'esplorazione (*o ricerca*, seeking system a mediazione dopaminergica), sistema del piacere (lust system a mediazione endorfinica) che regola il comportamento consumatorio e riproduttivo e sistema di difesa (fear system strutturalmente associato alle aree ipotalamiche). La funzione di queste aree cerebrali consiste nella modulazione tra l'ambiente e le necessità metaboliche e riproduttive dell'organismo» (La Mela, Tarantino, 2018);

2. circuiti che coinvolgono strutture limbiche (aree dell'archipallio, alcune aree corticali, paralimbiche) deputati all'interazione tra due conspecifici, determinata da sistemi motivazionali sociali e interpersonali. A questo livello appartengono i sistemi motivazionali interpersonali (SMI): sistema di attaccamento, quello di accudimento, il sistema sessuale finalizzato alla riproduzione e alla formazione di una coppia, il sistema agonistico per la definizione del rango di dominanza o sottomissione, il sistema del gioco sociale, il sistema cooperativo e infine il sistema della affiliazione che prevede delle intense connessioni con

aree neocorticali. «L'attivazione dei sistemi motivazionali sociali avviene ovviamente in contesti relazionali e prevede una sintonizzazione delle motivazioni dei partecipanti all'interazione, con modalità complementari nel caso del sistema attaccamento con quello dell'accudimento e di reciprocità simmetrica per quanto riguarda gli altri sistemi. Il sistema dell'attaccamento, attivato da emozioni di paura o dolore è caratterizzato dalla ricerca della vicinanza fisica protettiva dell'altro, corrisponde nel modello di Panksepp al sistema di ricerca della cura [*Panic System*] associato all'attività delle aree del grigio periacqueduttale, del talamo, dell'amigdala e del giro del cingolo. Il sistema complementare a questo, è costituito dal sistema dell'accudimento attivato da scopi di offerta di cura [*Care System* nella nomenclatura di Pansksepp] e vede coinvolte aree del tronco encefalico, limbiche e paralimbiche. L'attivazione del sistema agonistico di dominanza/ sottomissione [*Social Dominance System*] finalizzato alla definizione del rango all'interno del gruppo sociale, sviluppatosi dal più antico sistema di difesa, trova nell'amigdala una delle strutture principalmente coinvolte nella sua regolazione. È in questa sede che vengono elaborate informazioni, che arrivano tramite vie neurali provenienti dal sottostante tronco encefalico, legate al sistema motivazionale di difesa» (La Mela, Tarantino, 2018). Come visto alcuni sistemi come quello dell'affiliazione sociale prevedono la partecipazione di strutture più arcaiche insieme a quelle che riprendendo il principio di Jackson possono essere definite più complesse;

3. infine le aree della neocorteccia implicate nei sistemi epistemologici riflessivi e creativi (La Mela, Tarantino, 2018).

Questi concetti rappresentano la matrice della teoria evoluzionistica della motivazione. Liotti però nelle sue teorizzazioni si riferisce ai legàmi tra conspecifici; in particolare dice che i sistemi motivazionali interpersonali funzionano in considerazione di sistemi arcaici in connessione però con strutture più complesse, quelle della neocorteccia con chiaro riferimento alla specie umana. Lapalissiani appaiono però anche qui diversi punti di contatto che vedono umani e non umani condividere diversi sistemi motivazionali. Sull'esistenza di similitudini tra processi cognitivi di animali e uomini infatti non ci sono dubbi, già solo perché l'esistenza di alcuni di essi nell'uomo è stata appurata a partire da esperimenti effettuati ahinoi sugli animali poiché, con le parole di Di Porzio (2012), «in gran parte i meccanismi che controllano lo sviluppo e le funzioni fisiologiche di un organismo sono ampiamente condivisi all'interno del regno animale e vegetale. Cioè sono governati da gruppi di geni, di proteine, di molecole segnale, comuni. Il che convalida l'utilizzo di alcune specie animali anche molto semplici, per studiare e comprendere sistemi biologici complessi, incluso il sistema nervoso e il cervello umano». Dunque, sappiamo con certezza che esistono sia negli umani che nei non umani processi cognitivi di base simili, quali la percezione, l'attenzione, i processi di apprendimento, la motivazione, la capacità di provare emozioni. Con le teorizzazioni di Bowlby, Panksepp e Liotti (ma non solo) abbiamo potuto constatare che esistono numerosi punti di contatto tra cervello animale e cervello umano anche nei termini di sistemi psicobiologici in grado di regolare comportamenti ed emozioni in vista del perseguimento di specifici obiettivi adattivi. Ciò che è stato ulteriore oggetto di dibattito è l'esistenza di "coscienza" negli animali. Alla stessa stregua di quanto fatto per comprendere il legame d'attaccamento, partiamo dalle teorizzazioni di Damasio, neuroscienziato di fama mondiale, su emozioni e coscienza negli umani, per meglio comprendere il funzionamento mentale degli animali e le conseguenti implicazioni sui legàmi interspecifici. Damasio ha distinto la coscienza in coscienza nucleare o primaria (*core consciousness*) e coscienza estesa o di ordine superiore (*extended consciousness*). La coscienza nucleare riferibile alla consapevolezza di stimoli sensoriali immediati necessita di strutture cerebrali più arcaiche tra cui quelle implicate nella percezione delle emozioni (tornano di nuovo a farci compagnia le strutture limbiche presenti in umani e non umani), mentre la coscienza estesa si riferisce a quella parte di consapevolezza che richiede anche una costruzione temporale degli eventi (memoria autobiografica) e necessita di strutture cerebrali più recenti e complesse. Le capacità cognitive degli animali, in questo caso ci riferiamo in particolare alla memoria, non sono e non possono essere completamente sovrapponibili a quelle degli umani. Tartabini (2020) ha usato queste parole «nei limiti delle loro capacità cognitive e intellettive, la coscienza esiste anche negli animali». Giorgio Vallortigara studioso italiano pluripremiato per i suoi studi sugli animali ha fatto fare un balzo in avanti alla psicologia comparata grazie alle sue teorizzazioni e sperimentazioni che hanno messo in connessione neuroscienze, psicologia e studi sugli animali. A lui infatti si devono le scoperte sulla lateralizzazione cerebrale di alcune specie di animali. In merito ai discorsi sulle capacità cognitive degli animali e in particolare alla coscienza, Vallortigara in uno dei suoi libri ha articolato un interessante discorso intorno agli studi che hanno cercato di indagare la coscienza negli animali; in particolare si è focalizzato sui lavori che hanno preso in considerazione le capacità visive, seguendo in particolare (ma non solo) il percorso dello studioso Nicholas Humphrey che ha dedicato diversi anni all'indagine della vista cieca (blindsight), capacità che ha permesso a una scimmia di individuare oggetti nella parte del campo visivo interessata da una lesione corticale. Humphrey, alla stessa stregua di Damasio quando parla di coscienza nucleare, ritiene che avere esperienze sensoriali equivale ad avere esperienze coscienti. Vallortigara seguendo il ragionamento di Humphrey e pur riconoscendo l'esistenza di teorie di pensiero contrario, conclude il suo discorso dicendo: «Se Humphrey ha ragione, la risposta alla domanda se gli animali siano coscienti non può che essere un vigoroso "Sì, lo sono"» (Vallortigara, 2000). Bisogna però usare le dovute cautele per non essere tacciati di articolare discorsi di psicologia ingenua; qui si prende atto dunque delle diverse analisi esistenti sulla coscienza e si sposa in toto il pensiero divulgato in un saggio da Vozza e Vallortigara (2015) secondo cui «se lasciamo da parte i preconcetti su chi sia dotato o meno di coscienza, e se teniamo spalancata la porta della ricerca, forse un giorno potremo arrivare a scoprire che molti animali hanno tanti tipi diversi di coscienza, ciascuno adatto alle esperienze evolutive della specie. Se invece della coscienza facciamo un dogma, e stabiliamo che gli animali sono consapevoli prima ancora di averli studiati, allora ci accontentiamo di una credenza senza fondamento. E così facendo non rispettiamo affatto gli animali come dovremmo, perché non abbiamo alcuna idea di cosa possano sentire o provare. Per trattare in modo corretto gli animali e avere cura del loro benessere non c'è alcun bisogno di tirare in ballo la coscienza».

Potremmo chiederci a questo punto: perché è parso necessario riprendere alcuni concetti di psicologia comparata? Perché per capire la relazione interspecifica è necessario porre attenzione sulle capacità che consentono la relazione. Per entrare in relazione con l'altro infatti, è indispensabile possedere alcune capacità tra cui la consapevolezza di Sé e delle proprie azioni, la capacità di rappresentarsi dei concetti astratti, la capacità di riconoscere all'altro una mente o un obiettivo, dei pensieri e delle emozioni, quella che viene definita «teoria della mente», avere capacità empatiche dunque e un sistema comunicativo che possa mediare l'incontro tra i due esseri, infine è necessario avere quelle che vengono definite competenze sociali ed è stato necessario comprendere se si potessero fare certe considerazioni anche per gli animali. Gli studi sui neuroni specchio hanno permesso di localizzare le strutture deputate alla comprensione degli stati altrui. Tralli analizzando le parole di grandi pensatori e primo fra tutti di Rizzolatti a cui si deve la scoperta di quanto andiamo discorrendo dice «i neuroni specchio permettono quindi l'immediata comprensione di azioni ed emozioni di un altro soggetto purché sia condiviso lo stesso vocabolario d'atti... Pertanto l'attivazione dei neuroni specchio potrebbe essere responsabile dell'empatia, in particolare tra un individuo umano e il suo pet, per tutte quelle azioni ed emozioni appartenenti allo stesso vocabolario d'atti: si potrebbe in tal senso spiegare la capacità, da parte di entrambi i partecipanti alla relazione, di comprendere gli stati d'animo dell'altro». Inoltre diversi studi hanno appurato la competenza sociale dei cani nell'interazione con gli umani; a partire dall'implicazione diretta dell'ossitocina nella relazione con l'uomo, aggiungendo l'uso di segnali di comunicazione umana per trovare oggetti nascosti, le capacità di apprendimento sociale e imitazione, alcune forme di empatia, pare proprio che vi siano ormai solide certezze sulla competenza sociale di alcuni animali ma soprattutto sulla capacità di entrare in relazione con un essere che non sia un conspecifico (Buttner, 2016). Riprendendo letteralmente lo scritto di Solomon (2019) bisogna comunque considerare che «probabilmente ci sono altre importanti differenze ontologiche, variazioni tra le razze di cani, nonché differenze a livello dei meccanismi biologici nella manifestazione degli attaccamenti dei cani che non sono ancora state determinate. Infine, poiché gli umani percepiscono i loro cani come figure di attaccamento e si concepiscono come badanti (Beetz *et al.*, 2014; Dwyer *et al.*, 2006; Kurdek, 2009; Schöberl *et al.*, 2012) possiamo trovare, in definitiva, che gli attaccamenti cane-uomo, in particolare quelli tra cani adulti e i loro caregiver, condividono caratteristiche di amicizie umane e legàmi di coppie di adulti, in cui l'attaccamento è solo uno dei componenti di una relazione poliedrica (Ainsworth, 1989)». Uno studio in cui è stata utilizzata la risonanza magnetica funzionale ha trovato che nelle donne si attivano le stesse aree cerebrali sia alla vista

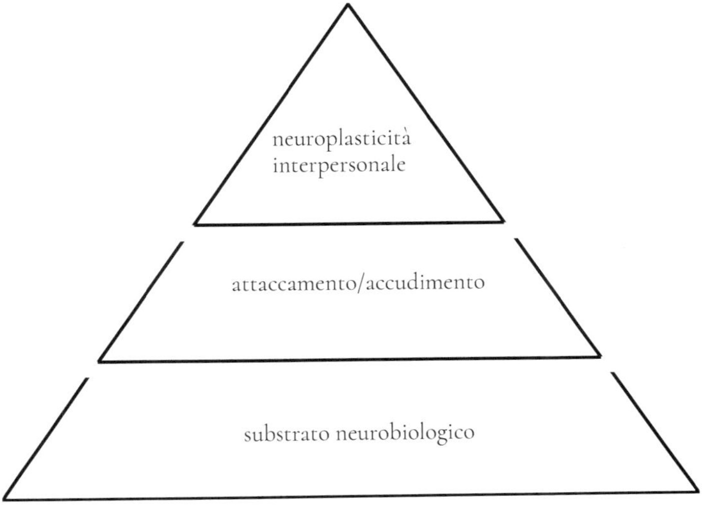

I punti chiave dell'interpretazione interspecifica.

di una foto del figlio che di quella del loro cane. Ciò supporta la teoria secondo cui il rapporto con gli animali può assumere le sembianze del rapporto uomo-bambino (Luke *et al.*, 2014). Un ultimo tassello da inserire in questa esposizione, può spiegare anche gli effetti benefici della relazione interspecifica sia sull'uomo che sugli animali: il concetto di neuroplasticità interpersonale teorizzata da Daniel Siegel (2013).

Il termine neuroplasticità in genere si riferisce alla capacità del cervello (umano) di adattarsi e modificarsi in base alle esperienze. Siegel prende questo concetto e lo applica all'esperienza interpersonale, sostenendo che il benessere personale dato dalla capacità di stabilire relazioni positive ed empatiche con gli altri è in grado di modificare il nostro cervello: «Le connessioni umane plasmano le connessioni neurali, ed entrambe contribuiscono allo sviluppo della mente: relazioni interpersonali e collegamenti neurali danno insieme origine a un'entità che è più della somma dei singoli fattori» (Siegel, 2013). Data la complessità dei soggetti di cui stiamo parlando, dei punti di contatto ma anche delle differenze, sembrerebbe impossibile a questo punto poter trovare dei cardini su cui imperniare anche questa teoria nel complicato discorso delle interazioni interspecifiche ma lo studioso pur riferendosi agli esseri umani ci fornisce un punto chiarificatore: «Lo sviluppo emotivo si basa sul movimento di sistemi dinamici verso un equilibrio tra continuità e flessibilità nel flusso degli stati del tempo; lo scopo di tale sviluppo è un flusso di energia bilanciato all'interno del sistema, che evita sia vincoli rigidi, sia attivazioni caotiche. Processi di autoregolazione troppo rigidi o disorganizzati creano entrambi condizioni che limitano il movimento stabilizzante verso una crescente complessità del sistema e riflettono quadri di disregolazione emotiva». Questo passaggio è in grado di chiarire anche alcuni aspetti che rimangono ancora nell'ombra, ci riferiamo ad alcuni comportamenti "infantili" dei gatti domestici che non sembra abbiano apparentemente un fine adattivo ma potrebbero essere spiegati come il risultato di questo flusso dinamico di energia generatore di nuovi equilibri interspecifici.

3.4. Il legame uomo-animale

> Grandezza e progresso morale di una nazione si possono giudicare dal modo in cui tratta gli animali.
>
> Mahatma Gandhi

Quando si parla di legàmi interspecifici ci si riferisce dunque a una particolare relazione tra individui di specie diverse in un determinato ecosistema, il rapporto uomo-animale è un esempio di tale legame. Prendendo a prestito alcune teorizzazioni della zooantropologia possiamo tenere in considerazione anche una classificazione che distingue diversi tipi di relazione tra uomo e animali; secondo Marchesini (2005) infatti esistono «tre strutture di relazioni: la *pet-partnership* o relazione collaborativa, che si basa sulla capacità dei due partner di operare insieme e richiede una forte intesa (es. unità cinofile antidroga e rispettivi conduttori); la *pet-relationship* o relazione di incontro-confronto e ha il fine di ottenere specifici contributi referenziali; *pet-ownership* o relazione affiliativa, basata su un processo di adozione con condivisione degli spazi e di intimità». Qui chiaramente ci riferiamo alla *pet-ownership*. Come mai l'uomo si lega in questo modo agli animali?

Possiamo subito dire che esiste nell'uomo la particolare propensione di allevare esseri arretrati dal punto di vista dello sviluppo come possono essere i neonati e dunque i cuccioli. Alcuni psicoanalisti potrebbero dire che l'animale rappresenta una proiezione di noi stessi. Viene cioè rappresentato nella nostra mente come il nostro Sé bambino con conseguenti richieste di cura, dedizione, attenzione e accettazione. Inoltre il rapporto con l'animale consentirebbe la costruzione di una determinata rappresentazione di noi stessi e del nostro modo di relazionarci con il mondo e con la natura. Seguendo invece le teorizzazioni esplicate poche righe fa, esiste, come abbiamo visto, un sistema motivazionale deputato alla cura e all'accudimento che risulta complementare a quello dell'attaccamento. La teoria di MacLean ci aiuta a capire dal punto di vista neurobiologico quanto possa essere semplice applicare la teoria dell'attaccamento a legàmi interspecifici anche se elaborata principalmente per spiegare i legàmi tra essere umani, così come le teorie che abbiamo visto di Panksepp e Liotti. Esistono punti di contatto e divergenze tra specie. Questo concetto banale è importante, per non dimenticare che lo studio della relazione uomo-animale deve essere sempre accompagnato da cautele metodologiche ed esplicative per garantire solide basi epistemologiche alle disquisizioni. Non a caso le maggiori critiche che vengono mosse agli studi di questo ambito sono principalmente rivolte alle impostazioni metodologiche usate di volta in volta dai maggiori teorici del campo. Non si possono interpretare comportamenti collegandoli direttamente alla vita interiore del cane o del gatto né tantomeno si possono affidare i risultati di alcuni studi alle reazioni comportamentali degli animali che come sappiamo divergono per diversi aspetti dalle manifestazioni umane. È però possibile comparare le risposte comportamentali degli animali e degli umani in situazioni specifiche e sembra possibile "aggiustare" i modelli sperimentali per garantire l'attendibilità del metodo. Da tali premesse muovono gli studi che si sono occupati di indagare il legame d'attaccamento interspecie. Secondo la zooantropologia ma anche come visto per gli studi sui Sistemi motivazionali, dunque per la psicologia in genere, il legame d'attaccamento è solo uno dei modi in cui si può spiegare la relazione con l'animale o con Marchesini (2005, 387-397) è solo una delle modalità affiliative che possono descrivere questo rapporto. Alcuni studi scientifici si sono avvalsi del modello teorizzato dalla Ainsworth, per studiare il legame di attaccamento tra umani e animali. Già dalle prime applicazioni è stato possibile dimostrare che la relazione di un cane con l'uomo è analoga al comportamento di attaccamento bambino-genitore e scimpanzé-umano perché i fenomeni comportamentali osservati e la classificazione degli stili, sono simili a quelli descritti nelle interazioni madre-bambino (Topál *et al.*, 1998). Con l'utilizzo della versione intraspecifica del test per la valutazione dell'attaccamento è stato possibile, non senza alcune critiche e aggiustamenti metodologici (Rehn T. *et al.*, 2013; Palmer, Custance, 2008), studiare e validare empiricamente ciò che ormai risulta una chiara evidenza scientifica: l'esistenza di un legame di attaccamento tra l'uomo e l'animale con caratteristiche simili a quelle descritte per gli esseri umani. In uno studio pubblicato nel 2019 è stato dimostrato che il modello sperimentale denominato Strange Situation opportunamente adattato in base al corredo comportamentale degli animali è in grado di spiegare e predire il tipo di attaccamento che lega l'animale al suo umano di riferimento. Di recente uno studio effettuato sui gatti ha fatto crollare gli ultimi pregiudizi esistenti su questi felini e le loro relazioni. La studiosa Vitale con il suo team ha infatti applicato la *Strange Situation* anche ai gatti ed ha trovato che questi animali instaurano relazioni d'attaccamento coi loro umani di riferimento al pari dei cani e dei neonati, rimarcando quanto il legame tra specie non sia attribuibile a fattori specie-specifici ma a meccanismi comuni tra le specie come detto più volte anche in questo testo (Vitale *et al.*, 2019). In tal senso sono stati individuati come stili di attaccamento, tipi sovrapponibili a quelli utilizzati per spiegare il legame tra esseri umani; nello specifico sono stati individuati stili di attaccamento: sicuri e insicuri (evitanti, ambivalenti e disorganizzati/disorientati). Riferendosi agli umani, alcuni fattori sembrerebbero in grado di motivare all'attaccamento. Ci riferiamo in questo caso a quelle che vengono definite caratteristiche neoteniche, caratteri fisici e comportamenti assimilabili a quelli infantili in grado di favorire la propensione dell'uomo a prendersi cura dell'animale proprio come succede tra genitori e figli (Voith, 1987). Secondo alcune ricerche non esistono differenze di genere per quanto concerne le scelte e le abitudini relative all'animale domestico (cane/gatto, comprare regali, specificità legate alla condivisione di spazi, ecc.) pare invece che le donne siano le persone maggiormente deputate alle cure veterinarie, all'accudimento materiale e più sensibili alle caratteristiche "infantili" degli animali (Sprengelmeyer *et al.*, 2009). Viste queste disquisizioni e percorrendo il sentiero che ci porta ad abbracciare la teoria secondo cui il legame uomo-animale può assumere caratteristiche verosimili a quelle di un vero e proprio legame d'attaccamento, nulla vieta di fare un ulteriore balzo in avanti e prendere in considerazione quella che è stata definita la trasmissione intergenerazionale dei modelli di attaccamento. Secondo questo modello, teorizzato da Bretherton e Cramer, nei genitori vi sarebbero già dei modelli interni sull'"essere genitore" prima ancora che venga alla luce il figlio. Questi modelli porterebbero con sé parte di quanto è stato tramandato loro dai genitori e quindi emozioni e cognizioni relative all'immagine di Sé e del modo di essere soggetti accudenti (Bretherton, 1991). In maniera semplice questa teoria ha spiegato le ragioni che spingono spesso a adottare per i nostri figli gli stessi o simili schemi comportamentali che i nostri genitori hanno adoperato con noi. Shore con un termine forte, per spiegare le esperienze traumatiche, ha addirittura parlato di madri "download" intendendo con tale espressione la tendenza implicita di alcuni riferimenti genitoriali, in particolare la madre, di "scaricare" significati e contenuti della propria memoria implicita nel figlio. Partendo dalla teoria della transgenerazionalità e provando in maniera semplicistica ad applicarla anche alla relazione uomo-animale, potremmo spiegare i risultati di alcuni studi che individuano delle somiglianze comportamentali tra l'animale e il suo umano di riferimento. Ci riferiamo dunque a un processo che prevede l'acquisizione di caratteristiche a partire da un modello di riferimento genitoriale. È possibile dunque assistere a schemi di accudimento ripetitivi che affondano le radici in generazioni passate. La figura di riferimento secondo tale teoria tende ad attuare schemi appresi dalle proprie figure genitoriali anche a esseri non appartenenti alla propria specie. Per fare una ipersemplificazione se una figura di riferimento ha appreso che per ottenere vicinanza è necessario attuare un determinato comportamento, metterà in atto le stesse strategie con l'animale in modo che inconsapevolmente questi apprenda a manifestare un determinato set comportamentale per ricevere vicinanza. Alcuni studi sui cani hanno posto l'attenzione su questo aspetto, trovando diverse similitudini comportamentali tra l'umano di riferimento e il suo animale. Queste caratteristiche sono state spiegate presupponendo una sorta di adattamento del cane allo stile interattivo del caregiver, come fanno i bambini oppure ad esempio è stata ipotizzata una scelta mirata dei caregiver volta a selezionare razze la cui personalità appare compatibile con la propria (Rehn, Lindholm, Keeling, Forkman, 2014; Schöberl, Wedl, Bauer, Day, Möstl, Kotrschal, 2012; Siniscalchi, Stipo, Quaranta, 2013; Wedl, Schöberl, Bauer, Day, Kotrschal, 2010). Sicuramente bisogna tener conto dei processi di apprendimento che pure potrebbero parzialmente contribuire alla spiegazione di questo fenomeno. Ovviamente non possiamo teorizzare l'implicazione degli stessi processi umani per gli animali, ma seppure tali caratteristiche fossero spiegate adottando processi mentali definiti più semplici quali l'imitazione e l'adattamento, potremmo comunque spiegare questo particolare tipo di fenomeno dovuto in larga parte all'interazione con un particolare tipo di essere, portatore di un determinato tipo di patrimonio cognitivo ed emotivo. Queste teorizzazioni ci torneranno utili anche quando affronteremo il tema dei disagi degli animali relati a problemi psicologici dei proprietari.

Riferimenti bibliografici

Ainsworth M.D.S., Blehar M.C., Waters E., Wall S. (1978), *Patterns of attachment: A psychological study of the strange situation*, Erlbaum, Hillsdale N.J.

Bowlby J. (1969), *Attachment and loss: Attachment* (vol. 1), NY, Basic Books, New York.

Bowlby J. (1973), *Attachment and loss: Separation* (vol. 2), NY, Basic Books, New York.

Bowlby J. (1979), *The Making and Breaking of Affectional Bonds*, Tavistock Publications, London, trad. it. *Costruzione e rottura dei legami affettivi*, Raffaello Cortina, Milano 1982.

Bowlby J. (1988), *Attachment, communication, and the therapeutic process*, «A secure base: Parent-child attachment and healthy human development», pp. 137, 157.

Bretherton I. (1992), *Modelli operativi interni e trasmissione intergenerazionale dei modelli di attaccamento* 1991, in Ammaniti M., Stern D.N., *Attaccamento e psicoanalisi*, Laterza, Bari.

Buttner A.P. (2016), *Neurobiological underpinnings of dogs' human-like social competence: How interactions between stress response systems and oxytocin mediate dogs' social skills*, «Neuroscience Biobehavioral Reviews», 71, pp. 198-214.

Crittenden P.M. (1981), *Abusing, neglecting, problematic, and adequate dyads: Differentiating by patterns of interaction*, Merrill-Palmer «Quarterly», 27, pp. 1-18.

Crittenden P.M. (1994), *Nuove prospettive sull'attaccamento*, Guerini Studio, Milano.

Crittenden P.M. (1997), *Pericolo, sviluppo e adattamento*, Masson, Milano.

Crittenden P.M., Ainsworth M.D.S. (1989), *Child maltreatment and attachment theory*, in Cicchietti D., Carlson V. (a cura di), *Child maltreatment: Theory and research on the causes and consequences of child abuse and neglect*, Cambridge University Press, New York, pp. 432-463.

Di Porzio U. (2012), *Predatori dell'arca di Noè?*, in Celentano M., De Mori B., Zecchinato P. (a cura di), *Etologia ed Etica*, Aracne, Roma.

Freud S. (1938), *Compendio di Psicoanalisi*, Bollati Boringhieri, Torino, pp. 61 e ss.

George C., Kaplan N., Main M. (1984-1996), *Adult Attachment Interview*, Manoscritto non pubblicato, University of California, Berkeley.

Guidano V.F., Liotti G. (1983), *Cognitive processes and emotional disorders*, Guilford, New York.

Katz J. (2004), *The New Work of Dogs: Tending to Life, Love, and Family*, Paperback, New York, p. 101.

Harlow H.F., Zimmermann R.R. (1959), *Affectional responses in the infant monkey*, «Science», 130(3373), pp. 421-432.

La Mela C., Tarantino L. (2018), *Correlati neurobiologici della teoria evoluzionistica motivazionale*, «Cognitivismo clinico» 15, 2, 139-1.

Lambruschi F. (a cura di) (2004), *Psicoterapia cognitiva dell'età evolutiva*, Bollati Boringhieri, Torino.

Liotti G., Fassone G., Monticelli F. (2017), *L'evoluzione delle emozioni e dei sistemi motivazionali*, Raffaello Cortina, Milano.

Lorenz K. (1935), *Companionship in bird life; fellow members of the species as releasers of social behavior*, in Schiller C.H. (ed.) (1957), *Instinctive Behavior*, Intern. University Press, New York.

Stoeckel L.E., Palley L.S., Gollub R.L., Niemi S.M., Eden Evins A. (2014), *Patterns of Brain Activation when Mothers View Their Own Child and Dog: An fMRI Study*, «PLoS One» 9(10): e107205.

MacLean P.D. (1985), *The Triune Brain in Development*, Plenum Press, New York.

MacLean P.D. (1990), *The triune brain in evolution. Role in paleocerebral functions*, Plenum Press, New York.

Main M., Solomon J. (1986), *Discovery of an insecure-disorganized/disoriented attachment pattern*, in T.B. Brazelton, M.W. Yogman (eds.), *Affective development in infancy*, Ablex Publishing, Westport, pp. 95-124.

Marchesini R. (2005), *Fondamenti di zooantropologia. Zooantropologia applicata*, Perdisa, Bologna.

Mareschi T., Talia A. (2019), *L'attaccamento e la relazione terapeutica*, «Quaderni di psicoterapia cognitiva», 45, pp. 25-40.

Morgan C.L. (1984), *An introduction to comparative Psychology*, Scott, London.

Nagasawa M., Mitsui S., En S., Ohtani N., Ohta M., Sakuma Y., Onaka T., Mogi K., Kikusui T. (2015), *Social evolution. Oxytocin-gaze positive loop and the coevolution of human-dog bonds*, «Science», 348(6232), pp. 333-336.

Palmer R., Custance D. (2008), *A counterbalanced version of Ainsworth's Strange Situation Procedure reveals secure-base effects in dog-human relationships*, «Appl Anim Behav Sci» 109, pp. 306-319.

Pankseep J. (1998), *The foundation of Human and Animal Emotion. Affective Neuroscience*, Oxford University Press, New York.

Rehn T., Lindholm U., Keeling L., Forkman B. (2014), *I like my dog, does my dog like me?*, «Applied Animal Behavior Science», 150, pp. 65-73.

Rehn T., McGowan R.T.S., Keeling L.J. (2013), *Evaluating the Strange Situation Procedure (SSP) to Assess the Bond between Dogs and Humans*, «PLoS One» 8(2), e56938, doi: 10.1371/journal.pone.0056938.

Schöberl I., Wedl M., Bauer B., Day J., Möstl E., Kotrschal K. (2012), *Effects of caregiver-dog relationship and caregiver personality on cortisol modulation in human-dog dyads*, «Anthrozoös», 25(2), pp. 199-214.

Siegel D.J. (2013), *La mente relazionale*, Raffaello Cortina, Milano.

Siegel D.J. (2011), *Mindsight. La nuova scienza della trasformazione personale*, Raffaello Cortina, Milano, p. 183.

Siniscalchi M., Stipo C., Quaranta A. (2013), *"Like caregiver, like dog": Correlation between the caregiver's attachment profile and the caregiver-dog bond*, «PLoS One», 8, e00778455.

Solomon J., Beetz A., Schöberl I., Gee N., Kotrschal K. (2019), *Attachment security in companion dogs: adaptation of Ainsworth's strange situation and classification procedures to dogs and their human caregivers*, «Attachment, Human Development», 21(4), pp. 389-417, https://doi.org/10.1080/14616734.2018.1517812.

Sprengelmeyer R. *et al.* (2009), *The Cutest LiGle Baby Face. A Hormonal Link to Sensivity to Cuteness in Infant Faces*, «Psychological Science», 20, 2, pp. 149-54.

Tartabini A. (2020), *La coscienza negli animali*, Mimesis, Milano.

Topál J., Miklósi Á., Csányi V., Dóka A. (1998), *Attachment behavior in dogs (Canis familiaris): A new application of Ainsworth's (1969) Strange Situation Test*, «Journal of Comparative Psychology», 112(3), pp. 219-229, https://doi.org/10.1037/0735-7036.112.3.219.

Vallortigara G. (2000), *Altre menti. Lo studio comparato della cognizione animale*, il Mulino, Bologna.

Vallortigara G., Rogers L.J., Andrew R.J. (2013), *Divided Brains. The Biology and Behaviour of Brain Asymmetries*, Cambridge University Press, New York.

Vitale K.R., Behnke A.C., Udell M.A.R. (2019), *Attachment bonds between domestic cats and humans*, «Current Biology», 29(18), pp. 864-865.

Voith V.L. (1987), *Attaccamento dell'uomo agli animali da compagnia*, in Quackenbush J., Voith V.L. (eds.): *Clinica veterinaria del nord America. Piccoli animali. Il legame tra l'uomo e l'animale da compagnia*, Antonio Delfino, Roma, pp. 17-23.

Vozza L., Vallortigara G. (2015), *Piccoli equivoci tra noi animali. Siamo sicuri di capirci con le altre specie?*, Zanichelli, Bologna.

Washburn M.F. (1908), *The animal mind: A textbook of comparative psychology*, Macmillan, New York.

Wedl M., Schöberl I., Bauer B., Day J., Kotrschal K. (2010), *Relational factors affecting dog social attraction to human partners. Interaction Studies: Social Behavior and Communication*, in «Biological and Artificial Systems», 11, pp. 482-503.

Capitolo 4

L'intervento comportamentale in veterinaria

Nascita, evoluzione e stato attuale in Italia

di Chiara Boncompagni

4.1. L'emergenza dei problemi comportamentali

La relazione uomo-animale assume sfumature variegate quando le problematiche comportamentali riguardano direttamente i nostri animali e quando queste criticità minano il nostro rapporto con loro.

Quando i problemi del comportamento investono la psiche animale gli stati di disagio, gli stati patologici o le patologie zoopsichiatriche, sono di pertinenza di una branca specialistica della medicina veterinaria.

Si tratta della medicina comportamentale veterinaria che nasce piuttosto recentemente, proprio a seguito del nuovo interesse nei confronti delle psicopatologie e dei comportamenti disfunzionali degli animali domestici e subendo una forte crescita soprattutto a seguito dell'incremento dei problemi comportamentali che si è registrato nell'ultimo ventennio.

Negli ultimi decenni, infatti, la trasformazione rapida e costante del nostro stile di vita, non ha coinvolto solo la specie umana, ma anche gli animali che da sempre coesistono con noi, ristrutturando il piano relazionale. Questi non si configurano più come presenze stabili, con ruoli definiti, all'interno di una dinamica familiare con necessità concrete ed effettuali, ma sono inclusi di diritto come attori in una dinamica di vita complessa e a tratti distopica. In questo contesto la relazione interspecifica, come ogni condizione che a oggi caratterizza e coinvolge la nostra società attuale, è sovente troppo rapida e a tratti "frettolosa", spesso semplificata oltremodo e in maniera inappropriata. In un habitat creato su misura umana infatti, il cane e il gatto, principali specie conviventi, stanno affrontando una condizione di adattamento e abituazione ben al di sopra delle loro possibilità. Così accade che, seppur adeguatamente gestiti dal punto di vista igienico sanitario, gli animali non riescano a essere al passo con il rapido progredire socio culturale e con le nostre esigenze, per quanto riguarda il loro benessere psicologico. Per Marc Bekoff (2018), tenendo conto della piramide dei bisogni di Maslow, rielaborata per i pet da Linda Michaels, il nostro stile di vita attuale non permette quasi mai, in maniera adeguata, nemmeno il soddisfacimento dei bisogni primari, conseguenza di ciò è il fatto che, l'intero impianto della psiche canina e felina, ne risente in maniera cronica. Una ridotta aderenza a questi bisogni e l'incomprensione relazionale e comunicativa, esita spesso nell'attivazione cronica di quello che viene definito *HPA axis* (*hypotalamic-pituitary-adrenal axis*) o asse dello stress che, a lungo andare, provoca squilibri non solo organici, ma ricadute patologiche anche sul comportamento (Herman *et al.*, 2011). L'attivazione di tale asse, fondamentale per far fronte a stimoli stressogeni in condizioni di eustress, gioca sul lungo termine un ruolo chiave nella eziogenesi di patologie trasversali e psicosomatiche. Il cortisolo prodotto in eccesso infatti, induce un'alterazione dei sistemi monoaminergici, del sistema immunitario, dell'asse gonadico e di numerosi altri assi endocrini che concorrono all'equilibrio dell'organismo, oltre che a generare alterazioni nel funzionamento delle circuitazioni neuronali che arriva a coinvolgere anche le cortecce associative e il sistema limbico. Tutto questo sembra incredibile, tanto più che il più delle volte ciò accade solo per una mancata conoscenza o riconoscimento dei bisogni e delle motivazioni che muovono i nostri pet, i quali si trovano a vivere una quotidianità di inibizione e frustrazione. Questa negazione genera una condizione alla quale l'animale tenta di far fronte adottando schemi comportamentali o di coping, segni distintivi di stati di disagio e/o mostrando segni organici patognomonici.

Possiamo trovare degli esempi nei cani "da caccia e tana", soggetti di piccola taglia definiti impropriamente "da compagnia", che si rivelano vulcani di motivazioni inespresse o negli attivissimi pastori conduttori, così come i più noti retriever che, se fortunati, possono passeggiare qualche ora in un parco, mattina e sera. Questi soggetti, quando relegati a una vita "da divano", manifestano spesso comportamenti ipercinetici, stereotipie o compulsioni come il rincorrere luci e ombre, distruttività e fissità cognitive su oggetti in movimento o di contro, depressione e bulimia.

Allo stesso modo i felini, prede e predatori, bisognosi di routine e grande rispetto degli spazi, possono sviluppare atteggiamenti aggressivi, talvolta rediretti, comportamenti autolesivi, come il leccamento compulsivo o problematiche organiche quali le cistiti idiopatiche e la bulimia. Le manifestazioni di disagio e gli stati patologici emergenti quindi sono moltissimi e multiformi, spesso accompagnati da vere e proprie sindromi organiche. A tal proposito, negli ultimi decenni, diverse nazioni (Fatjó *et al.*, 2006) hanno mostrato interesse nel comprendere e censire le principali forme di disagio e patologie dei pet. Gli studi epidemiologici effettuati ad esempio in Spagna e America Latina (de Souza-Dantas *et al.*, 2009), hanno riscontrato un aumento netto nel tempo degli episodi di aggressività e morsicatura nei cani domestici. Tale catalogazione ha interessato soprattutto i problemi relativi ai comportamenti di aggressione e distruzione, essendo quelli con più risonanza, non solo dal punto di vista relazionale, ma anche dal punto di vista igienico sanitario per il controllo della rabbia in ambiente urbano. L'aggressività è inoltre segnalata come la problematica per la quale più spesso viene richiesta o prescritta l'eutanasia, sia di cane, che di gatto, nonostante non siano evidenziabili problematiche organiche invalidanti che la rendano necessaria. Circa il delicatissimo tema dell'eutanasia poi, secondo un sondaggio effettuato dall'Animal Behavior Consultant Newsletter del 1987, oltre il 75% dei veterinari ha stimato che almeno il 10% delle richieste di eutanasia era correlato a problemi comportamentali. Negli Stati Uniti, il 50-70% degli animali portati nei rifugi ha subito l'eutanasia per i medesimi problemi. Un ulteriore studio, condotto in Scozia negli anni Ottanta, ha stimato che il 39% del totale di cani e gatti che furono sottoposti a eutanasia fu per una problematica relativa a disturbi comportamentali (Stead, 1982). L'aggressività non risulta tuttavia l'unico display considerato una problematica emergente, ma solo quello socialmente meno accettato. Esistono infatti disturbi di diverso tipo e che possiamo catalogare in maniera piuttosto simile alle problematiche presenti nella specie umana come: la depressione, le fobie, l'iperattività, le sindromi da deficit cognitivo nell'anziano, le compulsioni, l'autolesionismo. Vi sono poi singoli comportamenti, considerati segni di disagio, punta dell'iceberg di una problematica di più ampio respiro, quali:

la distruttività, l'abbaio eccessivo, le eliminazioni e marcature inappropriate. La patologia neuropsichiatrica è REALE, sostenuta non solo dalla sistemica e dal contesto, ma anche dalle caratteristiche proprie del soggetto. Dobbiamo però tenere presente che se il sintomo non può essere decontestualizzato dal sistema organico:

«Orandum est ut sit mens sana in corpore sano» (e viceversa) in specie così altamente co-evolute e strettamente conviventi con l'uomo, è utopico pensare di parlare di sintomo\ segno considerando anche quest'ultimo come avulso dalla relazione con il proprietario. Appare quindi evidente come, più della criticità clinica, ciò che affligge il buon equilibrio di una relazione interspecifica è proprio il comportamento, funzionale o disfunzionale, e come questo venga percepito dal proprietario stesso, secondo le sue aspettative e credenze circa il rapporto interspecifico e dal contesto socio-culturale di appartenenza (Powell *et al.*, 2018).

4.2. La cognizione animale

Ancora oggi, purtroppo anche da professionisti di settore, capita sovente di sentire utilizzare il termine "antropomorfizzare" in relazione a qualsiasi tipo di interpretazione del comportamento animale.

In realtà "antropomorfizzare" vuol dire attribuire comportamenti e motivazioni, esclusive dell'umana specie, a una specie differente e in un contesto inadeguato. Dare invece valore a emozioni, sentimenti e bisogni, quando adeguatamente interpretati e contestualizzati etologicamente, non è antropomorfizzare, ma riconoscere la mente e la soggettività animale che si ha davanti. La studio della mente animale ha una lunga storia, multidisciplinare, fortemente legata alla psicologia comparata, che ha proprio come fulcro della sua ricerca ultima, quella di definire e individuare la continuità tra le varie specie. Figlia del Darwinismo evolutivo, la psicologia comparata si rifà alle 4 domande fondamentali di Tinbergen: causazione, funzione, sviluppo, evoluzione. Si configura come lo studio del "come" le menti determinino un comportamento adattativo, sul "perché" lo mettano in atto, sul tipo di conoscenze e competenze acquisite dal soggetto e sullo sviluppo filogenetico e ontogenetico delle stesse. Quando si parla di cognitivismo, l'animale diventa un elaboratore attivo della sua realtà attraverso comportamenti adattativi e contestualizzati, scelti in maniera appropriata e non più un automa rispondente a pulsioni e istinti (*black box*), come professato dal behaviorismo. È dunque importante e riconosciuto, come visto in precedenza, il ruolo delle rappresentazioni mentali e del vissuto del soggetto, inteso proprio come isomorfismo funzionale tra il soggetto pensante e l'ambiente di vita.

Tale isomorfismo implica che gli animali abbiano memoria, apprendano, che abbiano la capacità di problem solving, siano dotati di resistenza e resilienza, che provino emozioni e abbiano un vissuto emozionale e che tutto ciò possa essere relazionato con l'ambiente esterno. Riprendendo alcuni discorsi, lo studio della psicologia comparata, della moderna etologia e della medicina del comportamento passa attraverso la comprensione di come si formino le rappresentazioni e se queste possano o meno definirsi *feelings*, ossia sensazioni consapevoli ma prive di autocoscienza o vi sia autocoscienza del proprio vissuto. Una critica soventemente mossa al cognitivismo animale è quella relativa all'uso del linguaggio, come elemento indispensabile e imprescindibile per il pensiero astratto e induttivo. In realtà, grazie agli studi sulla memoria, l'apprendimento e l'intelligenza, si è visto come anche mediante strategie prelinguistiche, gli animali possano gestire condizioni che, nella specie umana, sono mediate da strategie metalinguistiche. Questo porta a fare una dovuta specifica: quando si parla di "terapia cognitivo comportamentale" negli animali dobbiamo essere consapevoli che si tratta di una terminologia e di un approccio preso a prestito dalla psicologia "umana" ma declinata secondo le esigenze dell'alterità animale. Ciò che caratterizza e distingue la psicoterapia cognitiva, infatti, è la spiegazione dei disturbi emotivi attraverso l'analisi della relazione tra pensieri, emozioni e comportamenti. (Garippa, Tosciri, 2011; Vaira, 2011). In alcun modo quindi si intende paragonare la verbalizzazione e l'analisi critica della relazione tra pensieri, emozioni e comportamenti compiuta da un essere umano in un percorso di terapia, ma si trae spunto da questo tipo di approccio per elicitare le modificazioni comportamentali, attraverso le sopra citate strategie prelinguistiche e l'uso adeguato del condizionamento operante. La chiave di volta in tal senso scaturisce da un articolo apparso quasi trent'anni fa sulla rivista «American Psychologist», e intitolato: *Animal Clinical Psychology* (Tuber *et al.*, 1974). L'articolo in questione, innovativo per molti versi, proponeva un intervento basato su tecniche di psicologia dell'apprendimento, al fine di dimostrare come l'animale non fosse una *black box*, guidata da un funzionamento input-output, ma un soggetto in grado di apprendere e scegliere. Tutte queste premesse sono oggi la base fondante sulla quale si basa lo studio della mente animale, la comprensione delle sue difficoltà e la medicina comportamentale veterinaria.

4.3. L'animale come attore nella relazione interspecifica

L'aver considerato e compreso l'esistenza della soggettività animale e dunque del suo contributo alla dinamica relazionale tra proprietario e pet, apre inediti orizzonti e fornisce nuovi punti di vista ai professionisti che si interfacciano con questo sistema. Questa consapevolezza, ha spinto la scienza a prendere atto della necessità di studiare e indagare più a fondo, non solo la mente animale, dal punto di vista neurobiologico e cognitivo, ma l'intero sistema famiglia, dal punto di vista dinamico e relazionale. La dinamica relazionale interspecifica è oggetto di ricerca trasversale negli ambienti accademici: etologia, psicologia comparata, medicina comportamentale. Le ricerche indagano quindi non solo le singole problematiche che investono il soggetto, ma anche ciò che è strettamente correlato alla convivenza con i proprietari, i modelli di attaccamento, la comunicazione e delle tipologie relazionali. Interessanti in tal senso sono ad esempio gli studi relativi ai tratti di personalità del proprietario e alla correlazione dei relativi disturbi comportamentali ravvisati in cane e gatto (Finka *et al.*, 2019). In uno dei più recenti (Mills *et al.*, 2019) si cerca di integrare la valutazione dei tratti di personalità umana, attraverso il *Big Five Inventory BFI*, con l'obiettivo di individuare le principali modalità di relazione con i gatti e le difficoltà emerse nei gatti stessi. Da tale studio si evince, a ulteriore riprova della profondità del rapporto relazionale, come i problemi comportamentali dell'animale, siano correlati a quanto è emerso dal B.F.I., riscontrando una stretta analogia tra la personalità del proprietario e quella del gatto. Il paragone che più spesso si fa per indicare la tipologia relazionale che ci lega ai nostri animali è quello di una relazione genitoriale o secondo una definizione ancora più calzante, di caregiver. A tal proposito un altro campo di ricerca fiorente è quello sul legame di attaccamento interspecifico.

Come visto, gli studi su tale tematica sono volti a comprendere in che modo declinare la teoria del sistema di attaccamento, del comportamento e del legame stesso, individuando i display comportamentali sovrapponibili a quelli già individuati nella specie umana. (Ryan *et al.*, 2019). Adattare e implementare la valutazione del legame di attaccamento nelle diverse specie attraverso la strange situation (Solomon *et al.*, 2019), codificando i segnali di stress (Palestrini *et al.*, 2005) e i modelli di attaccamento (Palmer, Custance, 2008; Vitale *et al.*, 2019), permette agli scienziati di comprendere e discriminare ciò che possa essere definito un comportamento funzionale o meno, sia per l'uomo che per l'animale. Ciò si compenetra con la crescente consapevolezza della presenza di emozioni negli animali (Panksepp, 2004; Panksepp *et al.* 2002) in un approccio *bottom up* della Teoria della Mente e dell'Empatia negli animali non umani (Young *et al.*, 2018).

L'animale non è quindi più visto e interpretato come una macchina rispondente agli stimoli, ma come un essere soggetto senziente, dotato di capacità di apprendimento, emozioni e personalità, che interferisce con chiunque abbia una relazione con lui. Questo ha un ruolo centrale nella nascita di quella che potrà essere una nuova disciplina fortemente incentrata sull'animale. Adattare idee e approcci umani allo studio della mente animale è certamente un primo passo, ma occorre superare e poter sfruttare le conoscenze così acquisite per favorire una nuova visione, non antropoformata, per creare uno studio della mente e della psiche totalmente specie specifica.

4.4. Approcci e metodi di intervento in veterinaria

4.4.1. *La medicina comportamentale veterinaria tra ieri e oggi*

La medicina comportamentale veterinaria odierna è una specializzazione che affonda le sue radici nelle nozioni e teorie della psicoterapia umana, nelle nuove conferme scientifiche della psicologia comparata, della psicobiologia e dell'etologia e nella profonda conoscenza medica delle specie studiate. Seguendo tale approccio, il veterinario esperto in comportamento MVEC, si presenta come un mediatore nella relazione pet-pet owner e si pone come professionista in grado di "risolvere" il problema dell'animale e per l'animale, prendendo in considerazione: il sistema relazionale, l'omeostasi emozionale del paziente e le conseguenze dell'intervento sistemico. In principio però la "medicina comportamentale", era insegnata nelle università solo ed esclusivamente come volta al miglioramento del benessere animale inteso come welfare, ossia catalogazioni di bisogni oggettivi e specie specifici, la cui soddisfazione rappresenta l'espressione del grado più basso della piramide dei bisogni di Maslow: i bisogni fisiologici. L'animale aveva ancora un ruolo strumentale e i suoi problemi erano considerati deficit di tipo funzionale, ponendo come unico obiettivo del clinico esclusivamente la *risoluzione del sintomo*. Tale approccio forniva una soluzione immediata a un problema inteso come "errore da correggere" e il medico veterinario, si poneva al di fuori e al di sopra della problematica che era intesa con una eziopatogenesi esclusivamente meccanicistica e funzionale, riconducibile alle teorie comportamentiste/behavioristiche. La visione d'insieme della relazione perdeva valore, ma il problema aveva in quest'ottica un "meccanismo" più semplice, così il medico poteva dare al proprietario una risposta chiara, lineare e soprattutto semplice da accettare, in linea con le teorie behavioriste dell'epoca. Tale approccio però sin da subito apparve limitante poiché non dava la possibilità di affrontare adeguatamente le problematiche comportamentali, spesso infatti le difficoltà relazionali riportate dai proprietari non erano emendabili. Risulta dunque un fatto interessante che la nascita dell'etologia clinica o medicina comportamentale veterinaria, come la conosciamo oggi, non fece dunque seguito a una necessità medica, nell'ottica della tutela del paziente, ma a una spinta da parte dei proprietari e dal progresso etico della società emergente che vedeva l'animale come essere dotato di una mente e una soggettività, ancora prima dell'accettazione di questo fatto da parte della comunità scientifica. Solo con il progredire delle scoperte scientifiche sulla mente animale e con l'avvento della neurobiologia cognitiva e della psicobiologia, l'etologia clinica subì un'ulteriore spinta progressista che trovava riscontro nelle teorie cognitiviste. In questo clima di innovazione, dove finalmente l'animale diviene soggetto e non oggetto da riparare, la riabilitazione si ristruttura in un'ottica di "cura e terapia" per il soggetto e non di soppressione del sintomo e il concetto di triangolazione e concertazione con il proprietario, ingranaggio fondamentale della relazione, si delinea come una risorsa chiave. Così anche la terapia farmacologica, ove necessaria, diviene un supporto per il paziente e non una soluzione pronto uso per il proprietario, il quale deve essere coinvolto in un progetto riabilitativo ed è parte portante del lavoro per migliorare lo stato di benessere del proprio animale, proprio come in un *parent training*. Nacque così la prima produzione specialistica alla quale fanno seguito testi tutt'oggi fondamentali per la medicina comportamentale veterinaria tra cui sembra importante ricordare: *Behavior Problems of the Dog and Cat* di Landsberg e colleghi (1997); *Manual of Clinical Behavioral Medicine for Dogs and Cats* di Overall (1997); *Patologia comportamentale del cane* di Pageat (1999) e che sono in continuo aggiornamento.

4.4.2. *La consulenza comportamentale in medicina veterinaria*

A oggi l'obiettivo della terapia comportamentale è di generare un cambiamento di tipo stabile nel soggetto, scatenando una modifica nella percezione e nell'emozione correlata a uno stimolo e nel comportamento che ne consegue. Per raggiungere questo obiettivo attualmente la medicina comportamentale opera principalmente attraverso un approccio cognitivista, declinato secondo diverse scuole di pensiero o secondo tecniche di condizionamento operante. Di fondamentale importanza all'inizio di un percorso è stabilire lo stato del soggetto in una visione a tutto tondo, sulla base dei sintomi, siano essi organici e/o comportamentali. Tale valutazione è utile, ad esempio, a individuare l'alterazione funzionale dei principali sistemi di neurotrasmettitori coinvolti, per potervi far fronte mediante un adeguato trattamento farmacologico e/o attraverso una riabilitazione cognitiva comportamentale; inoltre l'approccio di tipo clinico, permette al medico veterinario comportamentalista, di formulare una diagnosi di una possibile patologia organica concomitante e inquadrare adeguatamente i bisogni e le problematiche del paziente. Il comportamento disfunzionale o patologico è infatti definito come un epifenomeno, ossia come: «la manifestazione fenotipica di uno o più processi disfunzionali sottostanti» (Gallicchio, 2007), ed è da valutare contestualmente alla produzione di strategie adattative: come gli stati d'ansia, i meccanismi di coping, le attività di sostituzione, la ridirezione, le stereotipie, che possono mimare o peggio ancora nascondere e sviare da altre problematiche. «Gli stati emotivi e il comportamento possono essere quindi indici di strategie o rappresentare una risposta a contingenze ambientali, senza psicopatologie sottostanti» (Gallicchio, 2007). È dunque chiaro come il campo d'azione di figure non mediche o con competenze scientifiche non adeguate sia limitato dall'impossibilità di diagnosticare e trattare disturbi organici, ma anche nell'effettuare una necessaria e imprescindibile diagnosi differenziale, creare un adeguato progetto riabilitativo sistemico, oltre che dal valutare e gestire terapie farmacologiche. La consulenza comportamentale veterinaria è finalizzata quindi all'inquadramento del paziente sotto ogni aspetto, alla contestualizzazione della problematica, alla valutazione del suo ambiente di vita, alla comprensione della sistemica familiare e relazionale al fine di poter elaborare un quadro diagnostico, un piano terapeutico adeguato ed emettere una prognosi. Una volta effettuata la consulenza il medico veterinario comportamentalista collabora poi con un'equipe di figure cinotecniche qualificate: educatori e istruttori riabilitatori, per la progettazione e la gestione della terapia comportamentale, laddove lo ritenga necessario e spesso, in equipe ben allineate, tali consulenze sono caldeggiate proprio dai collaboratori stessi, i quali individuano criticità meritevoli di approfondimento durante i loro incontri di lavoro con la clientela. Possiamo quindi affermare che, a oggi, la consulenza comportamentale veterinaria si configura in maniera ibrida come una consulenza che ricordi i counseling d'aiuto a sistemi famiglia con individui che non possano direttamente far fronte alle proprie necessità autonomamente (Spitznagel *et al.*, 2017) in un percorso psicodiagnostico e terapeutico multidisciplinare. Il ruolo dello specialista in medicina comportamentale veterinaria si è trasformato così da ruolo circoscritto di *interazione* professionale, prendendo a prestito le parole utilizzate in un altro contesto potremmo dire come da una «situazione in cui due o più soggetti sono presenti contemporaneamente e organizzano la loro attività in comune in base ai loro feedback» (Di Fabio, 1999) a un ruolo di *relazione* nella forma particolare di *rapporto* ove siano chiare le differenze di status, ruolo e identità sociale. La gestione dei disturbi comportamentali nel cane e nel gatto, richiede quindi competenze professionali specialistiche, che esulano dalla sola gestione di un percorso pedagogico o dalla valutazione clinica di base, ciò implica che il MVEC debba essere capace di individuare i punti critici della relazione, trovare strategie adattative e risolvere conflitti sistemici, pur rimanendo incentrato sulle necessità e le criticità del suo paziente.

4.4.3. *La riabilitazione in medicina veterinaria comportamentale*

La riabilitazione comportamentale in medicina veterinaria ricalca fortemente, spesso anche prendendo a prestito nomi e termini della psicologia, quelli che sono i percorsi terapeutici riservati alla nostra specie.

I percorsi riabilitativi si svolgono attraverso incontri cadenzati, progettati sulla base delle difficoltà del soggetto e volti a modificare le rappresentazioni mentali del paziente: aumentando il suo piano prossimale di esperienza, modulando e incorniciando le sue motivazioni, fornendo al soggetto gli adeguati strumenti per esercitare l'autocontrollo, insegnare le corrette modalità di richiesta nelle condizioni di disagio e modificando comportamenti disfunzionali e disadattivi. Questo avviene, non solo attraverso un'elaborazione diretta del soggetto, ma anche attraverso il costante e coerente lavoro del sistema famiglia che, parallelamente, dovrà contribuire a supportare il pet ed essere pronto a modificare i propri comportamenti e routine per ottenere i risultati ricercati. È evidente, dunque, che la criticità e la prognosi di un percorso riabilitativo non investano solo l'animale, ma tutta la struttura familiare, la quale deve essere pronta a intraprendere e accettare il cambiamento. A tal proposito, la difficoltà più gravosa, in questo ambito, è quella di "combattere" preconcetti ampiamente radicati nel sentire comune, come possono essere le aspettative circa la risoluzione immediata del problema (*on-off*) e la dinamica per la quale si instaura un processo di deresponsabilizzazione del proprietario/colpevolizzazione dell'animale o viceversa. Tali difficoltà sono così ampiamente radicate nella società, da coinvolgere anche la categoria medico veterinaria stessa, che risulta scettica verso la specializzazione nel comportamento animale e l'operato dei professionisti del settore (Mills, 2003). È interessante riportare a tal proposito l'attenzione su dei dati emblematici, emersi da uno studio svoltosi in America latina e in Spagna: nonostante il medico veterinario generalista, primo riferimento per il problema comportamentale, ritenesse l'etologia clinica e la medicina comportamentale, come la chiave per la risoluzione della problematica riportata, solo il 36,7% riferiva al medico veterinario comportamentalista mentre oltre il 47% non inviava l'animale ad alcun professionista, il resto riportava il caso a addestratori sportivi o coercitivi. Ciò sorprendentemente non interessava solo i cani, ma anche i pazienti felini, che alcuni medici veterinari inviavano a addestratori o trainer per la specie canina. Accade inoltre, assai sovente, che un proprietario negando il problema o sottostimandolo, ricerchi una propria soluzione o tenti di emendare e gestire la problematica in autonomia, spesso con risultati inadeguati (Notari, Gallicchio, 2008; Pirrone *et al.*, 2015). La stessa difficoltà si presenta anche quando la patologia comportamentale non sia *ri-conosciuta* come tale, come accade per alcune enteropatie croniche, nelle cistiti idiopatiche ricorrenti, in alcune dermatopatie causate da un disagio psicologico e capita dunque che di conseguenza se ne ignorino le modalità e le possibilità di gestione e approccio. Stando però agli studi più recenti, appare evidente come una valutazione comportamentale e il lavoro riabilitativo, effettuato tramite rinforzo positivo, portato avanti con la compliance della famiglia (Dodman *et al.*, 1996), siano un fattore imprescindibile per il benessere del cane e del gatto e per la prevenzione e la cura di molti problemi (Hiby *et al.*, 2004; Hayes *et al.*, 2018; LaFollette *et al.*, 2019; Shalvey *et al.*, 2019). Non esiste tuttavia una "pillola magica" o un "esercizio standard" per riabilitare un soggetto ed è proprio questa complessità, che si scontra con l'aspettativa dei proprietari e dei colleghi, la causa dello scarso consenso riscosso dalla riabilitazione veterinaria. Inoltre, come succede per la nostra specie, la difficoltà di accettazione della psicopatologia come entità nosografica complessa e l'impegno necessario a operare un cambiamento effettivo, portano a un rifiuto più profondo e forse persino inconscio della problematica. Un paziente inquadrato attraverso una valutazione di un MVEC, che sappia operare la scelta terapeutica e supportare il sistema famiglia attraverso un approccio riabilitativo multimodale, ha chance di successo terapeutico che non sono sovrapponibili ad altre pratiche di dubbio valore (Casey, Bradshaw, 2008). Tuttavia ogni percorso è a sé stante, per durata e tipologia di intervento, "cucito su misura" del paziente e della sua famiglia e pertanto è determinato dalla compliance della stessa e dall'accettazione della problematica, necessitando quindi di grande impiego di energie e risorse per poter funzionare.

4.5. Le figure professionali coinvolte nell'intervento comportamentale veterinario

4.5.1. *Il medico veterinario esperto in comportamento (MVEC)*

Attualmente la figura professionale di riferimento per la categoria, regolamentata in ambito ordinistico dalla FNOVI (Federazione nazionale Ordini medici veterinari), è quella del medico veterinario comportamentalista o medico veterinario esperto in comportamento animale, il quale si occupa di animali con problemi comportamentali. La lista dei MVEC è stata creata per far fronte al decreto ministeriale del 26 novembre 2009 e per poterne far parte, lo specialista, deve avere comprovate competenze accertate da una commissione: corsi di laurea, diploma europeo, master di II livello, pubblicazioni su riviste ad alto impact factor. Il suo ambito di lavoro include tutti gli animali: cane, gatto, cavallo, esotici. Un MVEC potrà inoltre conseguire la formazione come educatore e istruttore cinofilo e medico veterinario esperto negli interventi assistiti dall'animale, ma ciò non è obbligatorio. Al comma 3 di tale ordinanza viene definito: «I medici veterinari per poter essere definiti "esperti in comportamento animale" devono essere in possesso dei requisiti previsti nelle linee guida emanate dalla

Federazione nazionale degli ordini dei medici veterinari italiani (FNOVI). Inoltre è ritenuto valido ai fini della suddetta definizione il possesso del diploma europeo di specialista in medicina comportamentale». Al di fuori di tale indicazione, non esistono tuttavia norme ufficiali che regolino il campo d'azione della terapia comportamentale negli animali d'affezione, sia per i medici veterinari non specializzati, i quali possono comunque effettuare valutazioni o prescrivere terapie, sia per i non professionisti del settore, sia cinotecnico che medico veterinario. Questo comporta spesso ripercussioni sul paziente e la prognosi del suo problema. Tale vuoto normativo consente quindi a numerose figure "diversamente qualificate" di definirsi terapeuti, counselor, riabilitatori o comportamentalisti con o senza cognizione di causa (Gallicchio, 2007); ciò accade purtroppo sia in Italia che in altri Stati; risulta quindi importante ribadire che la "terapia" e la "terapia comportamentale" sono atti di pertinenza medica. La multidisciplinarietà è un arricchimento che può facilitare la componente riabilitativa, tuttavia è fondamentale che il paziente venga valutato in primis dal MVEC, il quale saprà stabilire l'approccio terapeutico più indicato. Per tale motivo a oggi si pone come topic fondamentale l'urgenza di chiarimenti su quelli che sono i ruoli professionali in tale ambito.

4.5.2. *Cinotecnici*

Tenendo per un momento da parte l'approccio al paziente felino, specie che soffre spesso inascoltata, occorre chiarire i ruoli delle figure che sono costantemente incluse nel lavoro con il proprietario, in particolare nella relazione uomo-cane. Quasi parallelamente agli approcci teorici della medicina comportamentale, si sono evoluti anche i modelli e metodi delle scuole cinofile, a riprova del cambiamento socioculturale nei confronti dell'animale stesso. Attualmente le scuole cinofile presenti in Italia spaziano dalla behaviorista classica, la cognitivista e la sistemico-relazionale. Le varie correnti di pensiero si differenziano per:

1. l'approccio all'animale e al problema;
2. i metodi di lavoro utilizzati;
3. lo studio etologico;
4. la considerazione delle nuove competenze in psicologia comparata.

Nell'approccio behaviorista classico: l'animale viene considerato come una macchina cartesiana che risponde, in maniera più o meno complessa, a stimoli esterni e pulsioni interne. Il metodo seguito è quello del rinforzo e della punizione, con preponderanza dell'uno o dell'altro a seconda della filosofia di pensiero. Occorre però effettuare una dovuta specifica: l'approccio behaviorista di tipo coercitivo è contrastato dalla comunità scientifica, pertanto i medici veterinari esperti in comportamento non si avvalgono di metodologie punitive (Ziv, 2017; Fernandes *et al.*, 2017; Finch, 2016). Nell'approccio cognitivista la teoria di fondo sottolinea l'importanza delle distorsioni cognitive e della rappresentazione soggettiva della realtà nell'origine e nel mantenimento dei disturbi emotivi e comportamentali. A questa fa seguito la scuola sistemico relazionale che vede il disagio psichico come il risultato di uno squilibrio che si crea nei sistemi in cui l'individuo vive le proprie relazioni significative. Le metodologie utilizzate nel lavoro sono basate tutte sull'uso del rinforzo positivo nell'ottica di una modificazione della rappresentazione mentale del soggetto con strategie meta e prelinguistiche e dello stretto lavoro di comunicazione e formazione del proprietario. Per il lavoro riabilitativo in equipe il MVEC è solito affiancarsi e triangolare il suo intervento con:

1. l'educatore cinofilo cioè la figura professionale che si occupa del lavoro con cani in età evolutiva o adulti senza problemi comportamentali, il quale fornisce al proprietario gli strumenti per una crescita equilibrata sia del cane che della loro relazione;
2. l'istruttore cinofilo riabilitatore, formatosi ulteriormente dopo il percorso da educatore, si occupa di animali con criticità e disfunzionalità comportamentali, fornendo al proprietario gli strumenti per una comprensione e una gestione della problematica, emendando le difficoltà dell'animale e lavorando per il superamento delle problematiche riscontrate.

L'istruttore riabilitatore collabora strettamente con il MVEC per una triangolazione, soprattutto in quei casi dove il fattore di rischio è elevato, ad esempio per le problematiche di aggressività, o problematiche che necessitino di un supporto terapeutico: fobie, compulsioni, autotraumatismi. Non sono menzionati addestratori/istruttori sportivi, in quanto l'ambito professionale si configura come molto diverso e non improntato sulla problematica comportamentale patologica. In tal senso è importante inoltre precisare che occorre prestare particolare attenzione ad alcune figure ibride o addirittura al di fuori dei campi sopra citati, quali: consulenti, mediatori relazionali, terapeuti, i quali si muovono in zone d'ombra senza spesso avere le competenze necessarie.

4.6. Le criticità nella relazione d'aiuto in medicina veterinaria

Date le premesse di cui sopra, si possono facilmente individuare le principali criticità in cui possa incorrere un professionista in ambito del comportamento animale. Come accennato, infatti, queste problematiche non coinvolgono solo l'animale, ma tutto il sistema, ponendo il professionista in situazioni complesse e, a volte, ben al di fuori delle sue competenze: tali problematiche non sono da imputare sempre al soggetto, ma ad alcune disfunzionalità nel sistema, nella gestione del paziente, da parte della famiglia. Inoltre i casi francamente patologici, con sintomatologia di pura pertinenza comportamentale, si accompagnano sovente a problematiche organiche e, anche in quel caso, la riabilitazione del paziente come succede nelle famiglie in cui vi sia un membro con difficoltà, necessita di un supporto che investa la dinamica di relazione e la sostenga virtuosamente, oltre che un'ottima triangolazione e compliance delle figure mediche coinvolte. Risulta quindi evidente quanto sia complesso impostare un lavoro di riabilitazione in un contesto in cui i proprietari non siano pronti a ricevere una guida o a essere guidati in un nuovo sistema comunicativo e relazionale.

Riassumendo potremmo elencare alcune delle criticità da dover affrontare:

- atteggiamento dei medici veterinari di riferimento: sono i medici veterinari i primi a dover credere e caldeggiare un percorso riabilitativo, poiché sono proprio loro il primo riferimento per il paziente;
- triangolazione: laddove non vi sia allineamento con le figure coinvolte ciò sarà percepito come mancanza di

autorevolezza e provocherà la rottura del rapporto terapeutico, nonché prognosi spesso infausta;
- compliance del sistema famiglia: i membri della famiglia dovrebbero essere in grado di comprendere e accettare le problematiche riportate, al fine di accettare e generare un cambiamento stabile e coerente;
- risorse del soggetto: un paziente molto fragile o che sia in *overload* da troppo tempo, magari gestito in maniera inappropriata, potrebbe non avere sufficienti risorse di resilienza e resistenza per affrontare un percorso;
- risorse economiche: un percorso riabilitativo ha un costo importante ed è dunque fondamentale evitare spese inutili o invii errati, al fine di contenere appropriatamente i costi.

Volendo fare alcuni esempi chiarificatori, un errato/ritardato invio, da parte di altre figure, magari dopo percorsi lunghi e che abbiano peggiorato la situazione o a seguito di trattamenti inefficaci, prescritti in precedenza, provoca solitamente un esaurimento delle energie del sistema famiglia e un aggravamento della problematica del paziente, rendendo complesso per il professionista la creazione di una *compliance* e di un'*aderence* adeguata tale da poter risolvere o ridurre la problematica.

Caso esempio

Paziente canino. Grave problematica legata ad aggressività e reattività. La paziente, per errati suggerimenti da parte delle figure mediche veterinarie, era stata inviata presso addestratori classici con metodo fortemente coercitivo. La proprietaria era stata indotta a strozzare e impiccare il cane più volte per "correggere" i suoi comportamenti. Ciò aveva indotto un grave peggioramento della problematica, con crisi distimiche di sospetta natura neurologica su base traumatica. La proprietaria, giunta da me dopo un precedente percorso di siffatta natura, durato tre anni, non aveva più risorse economiche per sostenere un adeguato percorso riabilitativo e per i necessari accertamenti diagnostici. Inoltre, sopraffatta dai sensi di colpa per aver cagionato dei danni così ingenti al suo animale, non aveva "l'energia necessaria" a seguire un valido percorso riabilitativo.

Un'altra problematica spesso riscontrata è quella della difficoltà comunicativa e dell'opposizione del sistema famiglia. È infatti molto complesso per un proprietario riconoscere e accettare la problematica del proprio animale, soprattutto in relazione a quelle che sono le proprie difficoltà. Come sopra accennato, ricevere una diagnosi di psicopatologia investe, non solo il paziente, ma anche emotivamente i proprietari, che possono rifiutare la diagnosi o minimizzare il problema. Seppur appaia in parte comprensibile in caso di fobie e disturbi dell'attaccamento, che non generino gravi rotture relazionali, sembra invece sorprendente nei casi di aggressività intraspecifica a carico del proprietario stesso.

Caso esempio

Paziente canino. Vengo contattata per una problematica di aggressività all'interno del sistema famiglia. Il cane "buono e tollerante", dopo quattro anni ha iniziato a manifestare atteggiamenti reattivi nei confronti del proprietario e lo ha morso due volte. Fin dalla prima consulenza si evince che la problematica è presente da tempo e che la dinamica comunicativa tra tutti i membri della famiglia appare disfunzionale, con ambiguità e incoerenze, sia inter che intra specifiche; lo stile aggressivo e conativo, seppur verbale e ritualizzato, è preponderante. Viene fatta perentoria richiesta di non toccare il cane e di non utilizzare una mimica aggressiva per gestire le interazioni con lui, così come di evitare qualsiasi situazione conflittuale seppur "routinaria". Vengo ricontattata altre due volte durante il percorso per ulteriori episodi di morso, perché i proprietari hanno espressamente violato le prescrizioni volontariamente dichiarando: "deve accettare che io gli faccia questo", negando completamente la loro parte in causa in tale problematica.

Caso esempio

Paziente canino. Gravissima problematica di reattività e aggressività intra ed inter specifica. Sorprendentemente vengo contattata dal proprietario per "gestire l'esuberanza del cane" in quello che doveva essere un "semplice percorso educativo". Non appena giunta a visita appare evidente la gravità della situazione. I tentativi di aggressione alla mia persona, non dissimili da quelli avvenuti nei confronti del proprietario e di altri esseri viventi, sono continui, decontestualizzati e incontrollabili. Alla visita clinica, risulta evidente una condizione patologica grave, di origine neurologica. Il soggetto viene definito ad alto rischio per persone e animali, con prognosi infausta. Incredibilmente il proprietario rifiuta anche solo di riconoscere tale situazione, palese nonostante le pregresse aggressioni, ed è entusiasta di seguire un percorso inconcludente, definendo il suo animale: "un cucciolotto un po' agitato".

Di contro, in una situazione totalmente all'opposto, ma parimenti critica, possiamo invece collocare tutti quei casi in cui la relazione con il pet sembri essere inesistente o basata su dimensioni di relazione utilitariste o deviate.

In queste situazioni troviamo quasi sempre le richieste per risoluzioni *on-off* o proprietari che vedano il proprio animale come una "cosa da aggiustare" chiedendo consigli *pronto uso* come: "suggerimenti per non far tirare al guinzaglio", "degli esercizi per non far abbaiare il cane", "risolvere il problema delle eliminazioni", "far accettare al cane la passeggiata al centro commerciale" ecc. Il professionista si trova quindi in una condizione di impossibilità terapeutica, in quanto il divario relazionale appare così importante, da non permettere la necessaria mediazione e viene inoltre a mancare la spinta motivazionale necessaria ad accettare un percorso di cambiamento.

Caso esempio

Paziente canino. Vengo contattata da un collega per una problematica di eliminazioni inappropriate. Alla valutazione viene riscontrato una grave mancanza nel soddisfacimento dei bisogni primari dell'animale. Il cane non veniva infatti mai portato fuori per i bisogni e il proprietario lamentava che il cane fosse nervoso e non volesse eliminare sulle traverse "senza doverlo far uscire per forza" ma si "ostinasse" a distruggere e marcare sui mobili. Fatta presente la motivazione (apparentemente chiara) per la quale erano presenti tali problematiche, mi viene fatta esplicita richiesta di medicalizzare l'animale per ridurre le marcature in casa e insegnargli utilizzare substrati artificiali per non "dover uscire in strada", nella evidente e totale mancanza del rispetto del regolamento di tutela e benessere, oltre che del soggetto stesso.

Caso esempio

Paziente felino. Vengo contattata per risolvere la problematica di vocalizzazione di un gatto anziano. Spiegata la possibilità di una sindrome da deficit cognitivo, viene fatta richiesta al proprietario di sottoporre l'animale ad accertamenti diagnostici e di iniziare un lavoro per la riduzione dello stato d'ansia. Il proprietario mi fa esplicita e spontanea richiesta di "far solo tacere" l'animale, oppure soppri-

merlo, poiché il percorso diagnostico proposto era molto dispendioso e lui aveva solo intenzione di risolvere il solo problema del miagolio.

In tutti questi casi appare evidente come il MVEC (come l'istruttore o l'educatore) non abbia il compito di risolvere la problematica "umana" né le competenze per potervi far fronte, ma vi si trovi implicato come mediatore in una condizione disfunzionale o di disagio, legata al suo paziente. Ed ecco che spesso viene coinvolto in ricatti emotivi e morali o deve assistere a gravi condizioni di maltrattamento, senza avere un adeguato supporto per la risoluzione di tali difficoltà. Tutto questo impatta fortemente sulla professione e sul professionista, soggetto, come nelle altre professioni di aiuto, al *burn out* e al suicidio (Lovell, Lee, 2013). Conoscere pertanto i segreti della relazione uomo-animale e le sue dinamiche, può essere un primo passo per poter migliorare la possibilità d'azione nelle relazioni d'aiuto e supportare adeguatamente le figure coinvolte in queste dinamiche.

4.7. Il comportamento aggressivo nella relazione uomo-animale

Merita particolare attenzione la problematica relativa all'aggressività. L'aggressività è un fenomeno complesso che si manifesta come un particolare tipo di interazione ove può essere espresso il comportamento aggressivo. Tale comportamento viene definito, in etologia, come un atteggiamento volto a infliggere un danno, reale o potenziale, a un altro individuo (Huntingford, Turner, 1987).

Il comportamento aggressivo rientra tra i pattern comportamentali "fisiologici", normali e riscontrabili in qualsiasi specie, mentre l'atteggiamento aggressivo e la propensione all'aggressività sono distintivi di ciascuna specie e ciascun individuo. Un atteggiamento aggressivo è sostenuto da fattori ormonali, neuronali, genetici che possono variare moltissimo in relazione agli apprendimenti, al sesso, l'età, la condizione fisica e l'ecologia della specie in esame. Tali pattern non hanno però la connotazione negativa che viene solitamente data nel parlare comune, sono infatti comportamenti funzionali e adattativi alla sopravvivenza dell'individuo. Tra questi possiamo annoverare alcune distinzioni effettuate in relazione al contesto quali: aggressività da predazione, territoriale o da allontanamento. Accade però, nella convivenza uomo-animale, che gli atteggiamenti aggressivi e i comportamenti di aggressione vengano elicitati o manifestati in maniera inappropriata, cosicché tali comportamenti si rivelino totalmente decontestualizzati o disfunzionali a una corretta comunicazione. Occorre quindi interrogarsi profondamente sul "perché" ciò si verifichi. Questo può accadere a causa di patologie organiche che inducono, proprio come accade nella nostra specie, una particolare reattività, intolleranza al contatto o irritabilità, come ad esempio una condizione algica importante, una disabilità, un deficit o delle endocrinopatie che possano favorire un comportamento aggressivo. Volendo però dare un'interpretazione più profonda dell'aggressività, relativa alla mente dell'animale, dobbiamo fare riferimento alla psicologia culturale e alla medicina comportamentale. L'aggressività può infatti aumentare in contesti in cui l'animale viva uno stato di disagio molto profondo, con una frustrazione del piano motivazionale, emozionale o posizionale, ossia relativo al suo ruolo non coerente all'interno della famiglia e a seguito di apprendimenti disfunzionali. Torna così il tema della relazione. L'aggressività è un'espressione profonda del vissuto del soggetto e l'attuazione di comportamenti di minaccia e aggressione, quando ancora strutturati e adeguati al contesto di espressione, hanno sempre un valore comunicativo importantissimo che non dovrebbe mai essere ignorato, inoltre è una manifestazione comportamentale che è sempre sostenuta da emozioni, occorre perciò capire e comprendere queste emozioni per modulare e accogliere la manifestazione di questo bisogno. Pensare di risolvere la problematica dell'aggressività, inibendo o peggio ancora punendo tale modalità, comunicativa è errato, soprattutto quando non si ha la competenza per analizzare tutto il contesto familiare.

Caso esempio

Paziente canino. Vengo chiamata per una problematica relativa ad aggressività nei confronti del bambino della famiglia. Durante la raccolta anamnestica emerge che il bambino era solito strattonare il cane, costringendolo al contatto fisico molto ravvicinato, senza alcun rispetto della prossemica, schiacciandolo, spingendolo e "investendolo per gioco" con il trattore giocattolo. In un primo momento il cane aveva tentato di nascondersi e fuggire, successivamente era stato costretto dalla madre a stare con il figlio, la quale lo prendeva con la forza e lo portava a contatto con il piccolo. La motivazione era: "Il cane era stato preso per il bambino, quindi doveva stare con lui". A seguito di questa gestione il cane aveva iniziato, in principio, a ringhiare al bambino. Su consiglio del veterinario curante il cane era stato violentemente punito durante la fase di minaccia (ringhio) e costretto a subire il "gioco". Dopo poco tempo il cane aveva destrutturato la parte di minaccia, elidendola dalla sequenza comunicativa, ed era passato alla strumentalizzazione del morso per allontanare il bambino e la madre.

Quando il comportamento aggressivo è messo in atto in un contesto intraspecifico, la rottura relazionale risulta essere sempre profondissima. A quel punto l'incomunicabilità è enorme, cresciuta nel tempo tanto da portare a una dinamica viziosa ove non ci sia più aspettativa di credibilità nell'altro. L'animale, incompreso nei suoi bisogni e nelle sue richieste, non ha più fiducia nella sua controparte umana, mentre l'essere umano, spesso sorpreso da questo atteggiamento, perde fiducia nell'essere che, secondo un preconcetto errato, lo avrebbe dovuto amare e accettare aprioristicamente. In tutti questi casi, quando l'animale arriva a mettere in atto un comportamento aggressivo o a destrutturare la componente comunicativa della minaccia, la dinamica familiare va sempre gestita come una condizione patologica. In queste situazioni il soggetto è gradualmente costretto a mettere in atto comportamenti sempre più esacerbati pur di riuscire a esprimersi e il proprietario risponde in maniera sempre meno adeguata alla risoluzione della comunicazione in atto. In un ambito patologico nessuno dei due attori della relazione ha strumenti adeguati per modificare la dinamica del rapporto comunicativo. Dal punto di vista del medico veterinario esperto in comportamento, un animale che si trovi costretto ad aggredire, sporadicamente o con costanza, sia in contesti "adeguati" che in situazioni decontestualizzate, non può essere considerato sano né dal punto di vista del welfare né del wellbeing. Nelle situazioni sopra citate, volendo poi prendere in prestito un altro termine della psicologia, azzardando che vi sia consapevolezza, la deriva relazionale che porti il soggetto a destrutturare comportamenti di aggressione e ad aumentare la sua aggressività, è una condizione che potrebbe essere definita come: *egodistonica*, ove la manifestazione del disagio del paziente è rivelata dai suoi livelli di cortisolo (Rosado *et al.*, 2010) e dai comportamenti aberranti che manifesta.

Caso esempio

Paziente canino. Vengo chiamata per episodi apparentemente decontestualizzati di aggressione al proprietario. Dalla raccolta anamnestica si evince che il cane è stato costretto a un addestramento coercitivo con punizioni fisiche per un periodo di tre mesi. Il cane su suggerimento dell'addestratore veniva solo ed esclusivamente punito, senza alcun rinforzo, al solo fine di rispondere a comandi base, senza alcun lavoro sulla relazione e l'introduzione di concetti base di comunicazione, benessere e bisogni fisiologici. L'animale appariva, a detta del proprietario "ineccepibile", salvo poi attaccarlo nel momento in cui prendeva il guinzaglio o si avvicinava al soggetto. Sempre su suggerimento dell'addestratore il cane era stato picchiato violentemente per tale comportamento e successivamente, a ogni nuovo tentativo di minaccia, veniva tenuto in isolamento per 12 ore, senza acqua o cibo. Dopo circa un mese dall'inizio di questo "trattamento" l'animale aveva iniziato a mordere sistematicamente il proprietario e manifestava vomito e diarrea dopo tutti gli episodi di aggressione.

Caso esempio

Paziente canino. Vengo contattata per episodi di morso alla proprietaria. Dalla raccolta anamnestica si evince come la proprietaria manipolasse senza rispetto dei tempi e dei modi, il proprio cane. L'animale veniva spazzolato e toelettato tre volte a settimana, vestito e ingioiellato. Il cane aveva tentato fin da principio di prendere distanza divincolandosi, successivamente aveva iniziato a ringhiare durante le manipolazioni e infine, aveva strumentalizzato il morso, impedendo qualsiasi tipo di contatto fisico. Inoltre a ogni tentativo di "toelettatura" e conseguente aggressione, il paziente aveva iniziato a mostrare atteggiamenti autolesivi, strappandosi il pelo dai fianchi e rincorrendosi la coda per automutilarsi.

Tra le principali problematiche che inducano l'aggressività, oltre le disfunzioni organiche, vi è dunque un mancato ascolto e comprensione dell'altro. Questa mancanza è spesso dovuta a errori interpretativi, a preconcetti sull'animale, a pretese relazionali non in linea con l'etologia del soggetto, che si configurino come un vero e proprio maltrattamento o come una dimensione di relazione deviata e distorta. Questa lacuna mette grande distanza tra il "proprietario" e il suo animale e poiché la distanza sul piano relazionale è così grande da non permettere alcun incontro, la relazione interspecifica perde del suo valore beneficiale e le sue potenzialità di riabilitazione. L'equilibrio di una relazione si basa sulla comprensione e l'ascolto dell'altro.

4.8. I cani aggressivi e le "razze pericolose"

Necessitano invece di una discussione dedicata tutti i tristi episodi di aggressione di cui sentiamo parlare in tv e che spesso arricchiscono la cronaca nera. In questi frangenti appare più importante per i media stigmatizzare una razza o un determinato tipo di cane, piuttosto che soffermarsi sulla dinamica e sulla motivazione che abbia causato tali incidenti. È certamente vero che in alcune razze le motivazioni sostenute da aggressività sono rilevanti e che spesso tali soggetti abbiano una potenza di morso ben diversa da quella di un cane di piccola taglia, rendendoli molto più distruttivi di altri, tuttavia, secondo la letteratura, tali incidenti mostrano un trend interessante: la prevalenza delle razze definite "pericolose" è correlata in maniera lineare con le tendenze "di moda" che purtroppo coinvolgono gli animali da compagnia. (American Veterinary Medical Association, 2014). Ad esempio, l'incidenza di morsi da parte di pastori tedeschi, negli anni '80-90, era maggiore di quella dei famigerati pit bull e questo semplicemente perché era la razza più diffusa a quel tempo. Potrebbe non sorprendere quindi che tra le razze mordaci vi siano ora anche i Golden e Labrador Retriever, adorabili testimonial di una nota marca di carta igienica. Le razze "di moda" vengono inoltre adottate scriteriatamente da persone che hanno come interesse ultimo una dimensione di relazione puramente estetica e utilitarista e che dunque non badano affatto al benessere e alle necessità del proprio animale, favorendo la rottura relazionale di cui si trattava precedentemente. Altro fattore da considerare è poi quello della selezione incontrollata e dell'*inbreeding*. Nel momento in cui una razza diviene di tendenza, allevatori senza scrupoli, per massimizzare i profitti, selezionano e fanno riprodurre cani inadatti, con caratteristiche morfologiche e comportamentali inadeguate o facendo accoppiare consanguinei anche di prima generazione. Ciò si ripercuote sul benessere del cane e sul suo equilibrio psichico. Le selezioni incontrollate e inadeguate "fissano" geni che comportano una serie di patologie organiche che affliggono i soggetti di razza, comportando gravi problematiche cliniche e inoltre la gestione delle cucciolate è spesso manchevole delle dovute attenzioni per il periodo evolutivo. Possono esservi madri stressate e sovrasfruttate, che quindi non siano in grado di crescere adeguatamente i piccoli, spesso poi i cuccioli vengono allontanati troppo presto dalla madre, intaccando così tutto il processo dell'attaccamento e degli apprendimenti e inoltre, l'epigenetica, dovuta ad ambiente e apprendimenti, gioca un ruolo fondamentale per lo sviluppo di reattività e altre problematiche comportamentali. La definizione di "razza pericolosa" non è dunque attribuibile alla razza in sé, né al soggetto, ma a una serie di fattori di rischio concomitanti, che concorrono ad aumentare la possibilità che quel determinato soggetto possa aggredire con esiti fatali: adozioni irresponsabili, gestione inadeguata, mancato rispetto dei bisogni etologici e delle motivazioni della razza, potenza di morso e stazza. È da considerare inoltre che i cani maggiormente reattivi sono notoriamente i cosiddetti "toy" o cani di piccola taglia che però, essendo autori di lesioni trascurabili, non vengono considerati come "razze pericolose" e difficilmente possono essere attori di notizie di cronaca nera. Un altro dettaglio importante circa le aggressioni interspecifiche riguarda inoltre la distribuzione anagrafica delle aggressioni. La maggior parte degli episodi di aggressione vede come vittime i bambini sotto i 12 anni (Westgarth *et al.*, 2018; Shen *et al.*, 2019). Ciò accade purtroppo perché vengono a mancare le doverose tutele da parte degli adulti, nell'interazione tra infanti e cani. Capita spesso di vedere su internet video di bambini e animali e la totalità di quei video è un chiaro esempio di come non debbano interagire bambini e animali. Purtroppo quelle immagini sono lo specchio di un preconcetto sull'animale: «deve essere docile e incline a tollerare le manipolazioni» e inoltre sono distorte da una lettura etologica aberrante, oltre che totalmente fuorviante, di tutta una serie di comportamenti e segnali di stress da parte del pet. Se un bambino, per sviluppo evolutivo, non è in grado di comprendere e interpretare ancora adeguatamente la comunicazione di un cane, dovrebbe invece saperlo fare un adulto ed è proprio compito di un adulto monitorare e fornire i giusti insegnamenti al piccolo. Per questo molte associazioni professionali medico veterinarie si sono impegnate in campagne di sensibilizzazione (Lakestani, Donaldson, 2015). L'aggressività, se non in rarissimi casi, non è quasi mai improvvisa o inaspettata. È nostro dovere quindi imparare a comprendere, conoscere e interpretare ciò che i nostri compagni animali ci comunicano. Questo ci permetterà di evitare incomprensioni ed è il tassello alla base della prevenzione di questi terribili fatti di cronaca.

4.9. Stato attuale in Italia: le normative sui cani aggressivi: il patentino

Attualmente, in Italia, la medicina comportamentale veterinaria risulta essere l'unica branca specialistica riconosciuta dal Ministero, in parallelo con l'attività di controllo delle ASL veterinarie, investita del ruolo comunitario di controllo e tutela della salute pubblica per il controllo della rabbia e dei soggetti problematici. In ottemperanza ai protocolli di polizia veterinaria e a seguito del susseguirsi di episodi di aggressività interspecifica, il 26 novembre 2009 venne emanata un'ordinanza ministeriale il cui obiettivo era quello di stabilire i criteri e le linee guida per la programmazione dei percorsi formativi e di riabilitazione, per i proprietari di cani definiti "aggressivi". A questa hanno fatto seguito ulteriori specifiche, come nel caso dell'ordinanza contingibile e urgente concernente la tutela dell'incolumità pubblica dall'aggressione dei cani del 6 agosto del 2013, al cui comma 7 si dice che: «A seguito di episodi di morsicatura, di aggressione o sulla base di altri criteri di rischio i comuni, su indicazione dei servizi veterinari, decidono, nell'ambito del loro compito di tutela dell'incolumità pubblica, quali proprietari di cani hanno l'obbligo di svolgere i percorsi formativi. Le spese per i percorsi formativi sono a carico del proprietario del cane».

Tali ordinanze, nell'interesse della tutela del cittadino, obbligano i medici veterinari alla segnalazione degli animali ritenuti pericolosi e alla loro valutazione, fisica e psicofisica, da parte dei medici veterinari ASL che possono anche decidere per l'eutanasia dell'animale. Data la prima valutazione ASL, potrà essere necessaria a discrezione del veterinario controllore, un'ulteriore valutazione da parte del medico veterinario esperto in comportamento e la necessità di seguire un eventuale percorso riabilitativo. In tale ordinanza viene inoltre fatta menzione del "patentino per proprietari": un corso la cui organizzazione e gestione è finalizzata all'educazione del possesso consapevole, con indicazioni circa la custodia e alcune nozioni di etologia del cane. È interessante notare come, seppur anche il ministero stesso riconosca la possibilità di una riabilitazione e abbia conseguentemente normato un elenco di professionisti, una scelta irreversibile e drastica come l'eutanasia, non abbia invece bisogno di alcun parere specialistico a priori, se non in alcune regioni che abbiano emanato ordinanze speciali a tal proposito. Altresì, nella stesura del programma del patentino e nella proposta dei percorsi di riabilitazione non viene fatto alcun distinguo, né vi è alcuna specifica circa l'approccio da seguire, nonostante le evidenze riportate nella letteratura corrente e ampiamente discusse in questo capitolo. Un gap piuttosto importante se si tiene in considerazione quanto finora riportato circa la profondità delle relazioni interspecifiche e delle conoscenze attuali di questa specializzazione.

4.10. Conclusioni

La convivenza con le specie animali ci porta a interrogarci sul loro ruolo nella nostra esistenza.

Fin dall'antichità l'interazione uomo-animale si muoveva su un piano relazionale spontaneo, simbiotico, ove a essere obiettivo ultimo della convivenza, era un sopravvivere insieme, giorno per giorno e questo era condiviso e alleggerito dalla collaborazione e dalla convivenza partecipativa. La medicina veterinaria si è evoluta in questo contesto, per la gestione delle problematiche di salute che possono affliggere il paziente animale, così come nella "One Health" per la tutela della salute umana. A oggi occorre però riconoscere che il piano relazionale tra uomo e animale si è ampliato, andando a differenziarsi in dimensioni di relazione che esulano dalla necessità di convivenza per il "solo" vantaggio evolutivo. Scegliamo di condividere la nostra esistenza con un animale, pur non avendo una necessità reale. Lo facciamo per il piacere dello stare insieme. È dunque necessario che il professionista prenda atto di questa profonda trasformazione, imparando a comprendere la dinamica di relazione che vi è tra l'animale e il suo cliente, sia quando la problematica investa l'uomo, sia quando coinvolga il suo pet. In una medicina moderna non è più possibile elidere una componente così importante, pena l'esito in una perdita di autorevolezza e competenze in tutti gli ambiti di intervento. È infatti impensabile, nell'intervento veterinario, avere *aderence* e *compliance* da parte di un proprietario, se non si riconosca per primi che la chiave per la riuscita di una terapia è la relazione stessa, proprio come accade a oggi negli interventi sistemici. Il medico veterinario è il primo riferimento per la salute dell'animale ed è importante che sappia accogliere e fornire le adeguate indicazioni per supportare il suo paziente, così come è di fondamentale importanza che impari a riconoscere i limiti del proprio ruolo e delle proprie competenze, delegando alle figure professionali corrette, quando tali indicazioni necessitino di essere declinate alle dinamiche comportamentali. La gestione delle problematiche del comportamento, come abbiamo visto, investe una sfera enorme, che coinvolge il piano relazionale, la profondità psicologica del paziente e l'interazione con il suo proprietario, tutte condizioni che si configurano come criticità importanti con esiti sulla riabilitazione e la risoluzione delle problematiche in causa. Una difficoltà relazionale non può essere giudicata né guarita con un consulto di 20 minuti, un farmaco a uso puntuale, peggio ancora un rimedio azzardato, né tanto meno repressa con una punizione. Accettare e investire su queste nuove consapevolezze potrà far crescere la medicina veterinaria sotto ogni aspetto e di conseguenza il professionista avrà la possibilità di educare alla relazione uomo-animale, sradicando preconcetti e credenze ambigue, che intaccano giornalmente la nostra idea di animale.

È auspicabile che questa nuova visione possa portare a un'integrazione delle discipline che si occupano della mente, umana e animale per definire un nuovo ambito di studio e una ricerca volta a creare una disciplina che non abbia più necessità di prendere a prestito teorie e termini della psicologia umana, così da così poter, finalmente, integrare e correlare le differenze e le similitudini tra noi e gli animali e individuare la risolutiva via comune di una relazione che ormai esiste da milioni di anni.

Riferimenti bibliografici

American Veterinary Medical Association (2014), *Literature review on the welfare implications of the role of breed in dog bite risk and prevention*, «American Veterinary Medical Association», Vol. 245, No. 1, pp. 39-41.

Ballantyne K., Demontigny-Bedard I., Pike A., Poggiagliolmi S. (2016), *History*, «American College of Veterinary Behaviorists», https://www.dacvb.org/page/History, pp. 595-595.

Bekoff M. (2018), *Canine Confidential*, Why dogs do what they do? https://www.psychologytoday.com/intl/blog/animal-emotions/201705/hierarchy-dog-needs-a-braham-maslow-meets-the-mutts, University of Chicago Press, Chicago.

Casey R.A., Bradshaw J.W. (2008), *Owner compliance and clinical outcome measures for domestic cats undergoing clinical behavior therapy*, «Journal of veterinary behavior» 3(3), pp. 114-124.

De Souza-Dantas L.M., Soares G.M., D'Almeida J.M., Paixao R.L. (2009), *Epidemiology of Domestic Cat Behavioral and Welfare Issues: a survey of Brazilian referral animal hospitals in 2009*, «International Journal of Applied Research in Veterinary Medicine», 7(3), pp. 130-137.

Di Fabio A. (1999), *Counseling: dalla teoria all'applicazione*, Giunti, Firenze.

Dodman N.H., Moon R., Zelin M. (1996), *Influence of owner personality type on expression and treatment outcome of dominance aggression in dogs*, «Journal of the American Veterinary Medical Association», 209(6), pp. 1107-1109.

Fatjó J., Ruiz-De-La-Torre J.L., Manteca X. (2006), *The epidemiology of behavioural problems in dogs and cats: a survey of veterinary practitioners*, «Animal Welfare-Potters Bar Then Wheathampstead», 15(2), 179.

Fernandes J.G., Olsson I.A.S., de Castro A.C.V. (2017), *Do aversive-based training methods actually compromise dog welfare? A literature review*, «Applied Animal Behaviour Science», 196, pp. 1-12.

Finch S. (2016), *Recommending Reward-based Dog Training to Veterinary Clients*, «Adv. Small Anim. Med. Surg.», 29, pp. 1-2.

Finka L.R., Ward J., Farnworth M.J., Mills D.S. (2019), Owner personality and the wellbeing of their cats share parallels with the parent-child relationship, «PLoS One», 14(2), e0211862.

Gallicchio B. (2007), *Le competenze professionali in terapia comportamentale degli animali da affezione*, «Bollettino Aivpa», 2007(2), pp. 25-31.

Garippa G., Tosciri D.G. (2011), *Problemi comportamentali nel cane: un approccio cognitivo-relazionale*, Università degli Studi di Sassari.

Hayes J.E., McGreevy P.D., Forbes S.L., Laing G., Stuetz R.M. (2018), *Critical review of dog detection and the influences of physiology, training, and analytical methodologies*, «Talanta», 185, pp. 499-512.

Herman J.P., McKlveen J.M., Ghosal S., Kopp B., Wulsin A., Makinson R., Myers B. (2011), *Regulation of the hypothalamic-pituitary-adrenocortical stress response*, «Comprehensive Physiology», 6(2), pp. 603-621.

Hiby E.F., Rooney N.J., Bradshaw J.W.S. (2004), *Dog training methods: their use, effectiveness and interaction with behaviour and welfare*, «Animal Welfare-Potters Bar Then Wheathampstead», 13(1), pp. 63-70.

Huntingford, Turner, Huntingford, Felicity A., Turner, Angela K. (1987), *Animal conflict*, Chapman and Hall, New York.

Jensen P. (ed.) (2017), *The ethology of domestic animals: an introductory text*, Cabi, Osfordshire.

LaFollette M.R., Rodriguez K.E., Ogata N., O'Haire M.E. (2019), *Military veterans and their PTSD service dogs: associations between training methods, PTSD severity, dog behavior, and the human-animal bond*, «Frontiers in veterinary science», 6, 23.

Lakestani N., Donaldson M.L. (2015), *Dog bite prevention: effect of a short educational intervention for preschool children*, «PLoS One», 10(8), e0134319.

Landsberg G.M. (1997), Hunthausen W., *Handbook of behaviour problems of the dog and cat*. Butterworth-Heinemann, Oxford.

Lovell B.L., Lee R.T. (2013), *Burnout and health promotion in veterinary medicine*, «The Canadian Veterinary Journal», 54(8), 790.

Mills D.S. (2003), *Medical paradigms for the study of problem behaviour: a critical review*, «Applied Animal Behaviour Science», 81(3), pp.265-277.

Notari L., Gallicchio B. (2008), *Owners' perceptions of behavior problems and behavior therapists in Italy: A preliminary study*, «Journal of Veterinary Behavior», 3(2), pp. 52-58.

Odendaal J.S. (1994), *Veterinary ethology and animal welfare*, «Revue scientifique et technique (International Office of Epizootics)», 13(1), 261.

Overall K.L. (1997), *Clinical behavioral medicine for small animals*, Mosby-Year Book, Inc, Saint Louis.

Pageat P., Zecchini M., Verga M., Carenzi C. (1999), *Patologia comportamentale del cane*, Point Vétérinaire Italie Srl (PVI), Milano.

Palestrini C., Previde E.P., Spiezio C., Verga M. (2005), *Heart rate and behavioural responses of dogs in the Ainsworth's Strange Situation: A pilot study*, «Applied Animal Behaviour Science», 94(1-2), pp. 75-88.

Palmer R., Custance D. (2008), *A counterbalanced version of Ainsworth's Strange Situation Procedure reveals secure-base effects in dog–human relationships*, «Applied animal behaviour science», 109(2-4), pp. 306-319.

Panksepp J. (2004), *Affective neuroscience: The foundations of human and animal emotions*, Oxford University Press, Oxford.

Panksepp J., Knutson B., Burgdorf J. (2002), *The role of brain emotional systems in addictions: a neuro-evolutionary perspective and new 'self-report'animal model*, «Addiction», 97(4), pp. 459-469.

Patronek G.J., Sacks J.J., Delise K.M., Cleary D.V., Marder A.R. (2013), *Co-occurrence of potentially preventable factors in 256 dog bite–related fatalities in the United States (2000–2009)*, «Journal of the American Veterinary Medical Association», 243(12), 1726-1736.

Pirrone F., Pierantoni L., Mazzola S.M., Vigo D., Albertini M. (2015), *Owner and animal factors predict the incidence of, and owner reaction toward, problematic behaviors in companion dogs*, «Journal of Veterinary Behavior», 10(4), pp. 295-301.

Powell L., Chia D., McGreevy P., Podberscek A.L., Edwards K.M., Neilly B., Stamatakis E. (2018), *Expectations for dog ownership: Perceived physical, mental and psychosocial health consequences among prospective adopters*, «PLoS One», 13(7), e0200276.

Rosado B., García-Belenguer S., León M., Chacón G., Villegas A., Palacio J. (2010), *Blood concentrations of serotonin, cortisol and dehydroepiandrosterone in aggressive dogs*, «Applied Animal Behaviour Science», 123(3-4), pp. 124-130.

Ryan M.G., Storey A.E., Anderson R.E., Walsh C.J. (2019), *Physiological indicators of attachment in domestic dogs (Canis familiaris) and their owners in the strange situation test*, «Frontiers in behavioral neuroscience», 13, 162.

Shalvey E., McCorry M., Hanlon A. (2019), *Exploring the understanding of best practice approaches to common dog behaviour problems by veterinary professionals in Ireland*, «Irish veterinary journal», 72(1), 1.

Shen J., Rouse J., Godbole M., Wells H.L., Boppana S., Schwebel D.C. (2017), *Systematic review: interventions to educate children about dog safety and prevent pediatric dog-bite injuries: a meta-analytic review*, «Journal of pediatric psychology», 42(7), pp. 779-791.

Solomon J., Beetz A., Schöberl I., Gee N., Kotrschal K. (2019), *Attachment security in companion dogs: adaptation of Ainsworth's strange situation and classification procedures to dogs and their human caregivers*, «Attachment, Human Development», 21(4), pp. 389-417.

Sovrano V., Zucca P., Regolin L. (2009), *Il comportamento degli animali: etologia, cognizione e benessere animale*, Carocci, Roma.

Spitznagel M.B., Jacobson D.M., Cox M.D., Carlson M.D. (2017), *Caregiver burden in owners of a sick companion animal: a cross-sectional observational study*, «Veterinary Record».

Tuber D.S., Hothersall D., Voith V.L. (1974), *Animal clinical psychology: A modest proposal*, «American Psychologist», 29(10), 762.

Vaira A. (2011), *Dritto al cuore del tuo cane. Come conoscerlo, educarlo e costruire con lui una relazione perfetta*, Feltrinelli, Milano.

Verga M., Michelazzi M., Palestrini C., Riva J. (2004), *Metodologia di analisi e trattamento dei disturbi comportamentali negli animali da-compagnia: basi teoriche ed applicazione pratica*, «Il progresso veterinario» 10(2004), 363-368.

Vitale K.R., Behnke A.C., Udell M.A. (2019), *Attachment bonds between domestic cats and humans*, «Current Biology», 29(18), R864-R865.

Westgarth C., Brooke M., Christley R.M. (2018), *How many people have been bitten by dogs? A cross-sectional survey of prevalence, incidence and factors associated with dog bites in a UK community*, «J Epidemiol Community Health», 72(4), pp. 331-336.

Young A., Khalil K.A., Wharton J. (2018), *Empathy for animals: A review of the existing literature*, «The Museum Journal», 61(2), pp. 327-343.

Ziv G. (2017), *The effects of using aversive training methods in dogs – A review*, «Journal of veterinary behavior», 19, pp. 50-60.

Capitolo 5

I problemi psicologici dei proprietari di animali d'affezione

di Giulia Simonetti

> Il nostro compito deve essere quello di liberarci allargando la nostra cerchia di compassione per abbracciare tutte le creature viventi, l'intera natura e la sua bellezza.
>
> Albert Einstein

Perché occuparsi delle situazioni problematiche uomo-animale? Per tutte le ragioni che sono state più volte descritte nei capitoli precedenti. Forse la domanda più opportuna potrebbe essere: perché sorgono dei problemi relativi alla relazione uomo-animale? La risposta non è univoca e deve tener conto del variegato intreccio di fattori riferibili all'animale, all'uomo e al sistema in toto. Esistono sicuramente situazioni che possono mettere a dura prova il sistema famiglia: una malattia, un cambiamento, una modifica delle condizioni abituali di vita quotidiana.

Si potrebbe obiettare che l'uomo possieda le stesse caratteristiche di qualsiasi essere umano che si trova a dover affrontare un carico di stress o sofferenza percepito come troppo pesante o impossibile da gestire e/o affrontare.

La realtà ci dice che le cose non stanno così. Le manifestazioni comportamentali disfunzionali del proprietario di un animale possono essere sovrapponibili a quelle individuate nei manuali diagnostici o di psicopatologia differenziale ma divergono per aspetti macroscopici. Ci troviamo ad affrontare situazioni psicologiche conosciute ma non si può prescindere "dall'oggetto" che può causare o subire disagio e in questo caso parliamo di relazione con un animale da compagnia. Esiste la tendenza generale di attribuire vuoti o mancanze a persone divorziate, separate o single che decidono di condividere lo spazio e il tempo della vita quotidiana con animali domestici. In verità, i giudizi valoriali di questo genere portano con Sé più il mondo di chi esprime un parere che non il mondo di chi viene valutato. Nessuno può giudicare la motivazione che spinge le persone a legarsi agli animali ma ciò che più importa è che tali motivazioni non confliggano con la natura dell'animale e non causino disagio o sofferenza in entrambi. Una strada che può aiutare a prevenire eventuali situazioni difficili è quella della conoscenza e della comprensione dei fenomeni.

La psicologia si occupa di problemi relazionali da sempre. Ricordiamo che esistono le terapie di coppia, i percorsi di supporto familiare, psicoterapia familiare e tanti altri percorsi di cura di stampo psicologico. Come detto in precedenza, il rapporto interspecie ha delle peculiarità che interessano l'uomo con relative ricadute e implicazioni sulla sua e altrui vita. Cosa accade all'uomo quando decide di adottare un animale? Che ruolo assume? Quali caratteristiche psicologiche definiscono la condizione del proprietario d'animali d'affezione?

Le relazioni non sono mai univoche e non sono mai sovrapponibili. Alcune variabili fondamentali anche in senso "prognostico" riguardano le aspettative che il proprietario nutre nei confronti del suo animale e ciò che viene valutato come buona o cattiva relazione con l'animale. Fattori di alto valore che possono influire pesantemente sulla vita degli attori di questa relazione.

5.1. La condizione psicologica di un proprietario con animale malato

5.1.1. *Il proprietario come caregiver*

Il pet owner solitamente sceglie spontaneamente di "accudire" cioè assistere e prestare cure al proprio animale. L'accudimento è in stretta relazione con il legame di attaccamento. Solitamente quindi ci troviamo in una condizione in cui si ha piena consapevolezza di dover assistere l'animale nei suoi bisogni primari, provvedere all'alimentazione, al ricambio d'acqua, dargli un posto tranquillo e sicuro, garantire che sia rispettata la sua libertà e la sua natura. Quando l'animale si ammala la situazione cambia poiché i bisogni assistenziali aumentano. Il carico stressogeno del proprietario dipende non solo dalle caratteristiche personologiche e dalle sue capacità di affrontare la situazione ma anche dal tipo di cure di cui necessita l'animale. Se l'assistenza necessaria dovesse essere di lunga durata o cronica sembra verosimile comparare il pet owner a un vero e proprio caregiver informale. In questa situazione, il proprietario dovrà gestire e seguire un essere non umano che non sappiamo quale grado di consapevolezza abbia della sua condizione e che non può collaborare, per taluni versi, al percorso di cura. Lo scopo di questa dissertazione non è quello di paragonare o sovrapporre categorie di persone o categorie diagnostiche ma più che altro quello di riflettere sulla condizione psicologica del proprietario di animale da compagnia, cercando se possibile dei riferimenti concettuali già conosciuti, soprattutto dalle scienze psicologiche, per orientarci in questo nuovo orizzonte disciplinare senza togliere valore né dignità alle categorie di persone che sono e/o saranno menzionate.

La figura del caregiver viene riconosciuta dalla legge in Italia e definita come colui/colei che si prende cura di una persona cara in condizioni di ridotta, scarsa o non autosufficienza. In questo caso il proprietario è sempre un caregiver poiché l'animale non è mai autosufficiente. Ma il termine caregiver designa una condizione particolare, il caregiver di una persona, presta cura a chi ha problemi di salute e/o non autosufficiente dunque prenderemo a prestito tale termine e tale condizione per riflettere sullo stato generale di un proprietario di animale con problemi di salute.

Il caregiver informale si trova nella condizione di dover assistere un suo simile in situazione di difficoltà. Pur utilizzando tale termine non bisogna dimenticare che il grado di stress e sofferenza di una persona che assiste un proprio caro, dunque consimile, può essere ben diverso rispetto a quanto esperito in relazione alla cura di un essere non umano. Talvolta le cose non sembrano stiano così. Le generalizzazioni solitamente devono essere utilizzate con le dovute cautele. Ricordiamo dunque che proseguiremo in questo modo solo per cercare di inquadrare al meglio un fenomeno poco considerato dal punto di vista psicologico.

Tornando alla condizione di una persona che deve accudire il proprio caro non autosufficiente, bisogna dire che numerosissimi studi sui caregiver di persone con difficoltà di diversa entità e tipologia, hanno dimostrato che questa particolare condizione può fungere da elemento eziopatogenetico per lo sviluppo di condizioni di disagio anche marcato. Bisogna pensare che il caregiver può sviluppare sintomi depressivi, d'ansia, problemi del sonno, frustrazione, data la consapevolezza di non potersi ammalare, per le conseguenze che la sua assenza potrebbe provocare, per il sommarsi dei compiti assistenziali a quelli familiari e lavorativi, per possibili problemi economici (Wong, 2019; Thorson-Olesen, 2019). Si parla infatti di vera e propria sindrome del caregiver, una condizione che coinvolge lo stato di salute fisico e psichico dato lo stato di stress cronico cui è sottoposto e che si manifesta con sintomi fisici quali stanchezza, facile faticabilità, irritabilità, stati d'angoscia che esitano spesso in atteggiamenti talvolta contrapposti e che rispecchiano le principali strategie di fronteggiamento delle difficoltà: allontanamento emotivo dunque depersonalizzazione o ipercoinvolgimento emotivo. Queste strategie possono avere delle pesanti ricadute su tutto il sistema famiglia. Per questi e altri motivi lo Stato tutela il caregiver e si occupa con diversi sistemi assistenziali talvolta diversificati su base regionale, della sua salute mentale e fisica. In quest'ottica sembra proprio opportuno valutare bene la situazione psicologica del caregiver di un animale. Come accade per il legame tra conspecifici anche quando si ammala un animale d'affezione avvengono una serie di cambiamenti che interessano la sfera psicologica dei protagonisti. Dal punto di vista del pet owner, questi si trova a dover ristrutturare l'immagine del suo animale, fino a un certo punto investito di qualità positive, per integrare aspetti di vulnerabilità e caducità in contrapposizione (utilizzando di nuovo una generalizzazione) con quanto l'Altro ha sempre rappresentato. Diversi meccanismi psicologici possono essere messi in atto anche inconsapevolmente. L'impossibilità di accettare una nuova condizione dell'animale e sentimenti di estrema paura e angoscia possono portare a negare lo stato di malattia con pesanti conseguenze sui percorsi di cura di cui necessiterebbe l'animale. Questo può fungere da interpretazione per le difficoltà che alcuni veterinari sperimentano quando si trovano a dover spiegare le condizioni di salute degli animali. In questo filone si inseriscono anche i meccanismi di evitamento degli stimoli dolorosi. Il forte disagio per la nuova condizione dell'animale può spingere l'uomo a procrastinare visite importanti, controlli medici o interventi diagnostici. Non si possono condannare, in termini di giudizi valoriali i comportamenti, questo resta un punto fermo in campo psicologico, più che altro possiamo provare a comprenderne le motivazioni. Ogni manifestazione comportamentale è il risultato di una storia fatta di legàmi, eventi, difficoltà che hanno contrassegnato il cammino di ognuno. Ciò che si può auspicare è l'incremento di percorsi di formazione per veterinari anche in senso psicologico e l'aumento di corsi psicoeducativi per proprietari d'animali in modo da sensibilizzarli anche su certi aspetti che talvolta possono essere totalmente misconosciuti. Ovviamente non esistono solo i meccanismi che abbiamo fin qui esplicato ma vi sono proprietari completamente adeguati al contesto, in grado di mettere in campo strategie di coping orientate al problema. Cosa vuol dire? Vi sono pet owner in grado di comprendere le modifiche di una situazione e di affrontarle basandosi sulle informazioni mediche ricevute e aderendo pienamente ai percorsi di cura. In questo caso va preso in considerazione un altro aspetto di questa condizione: le ricadute sulla vita quotidiana di un percorso di cura per il nostro animale. Spesso infatti è necessario seguire cure costose, sottoporre l'animale a interventi e continui controlli. Il tempo da dedicare a questi percorsi di cura va sottratto al tempo solitamente dedicato al lavoro o ad altre attività quotidiane. Per quanto concerne i caregiver, in Italia la legge tutela i lavoratori (come accennato prima) attraverso dei provvedimenti che prevedono la possibilità di assentarsi dal lavoro per prendersi cura di un proprio caro. Si tratta dunque di permessi retribuiti che consentono di non aggravare la situazione anche dal punto di vista economico. Spesso si fa leva sulla rete sociale e familiare per provvedere all'assistenza di un conspecifico. Cosa accade invece quando si tratta di prendersi cura di un animale malato? Fino a poco tempo fa non esistevano provvedimenti specifici e solitamente in caso di necessità si faceva e si fa ancora ricorso ai permessi per le festività o per motivi familiari soprattutto se parliamo di pet owner lavoratori pubblici. Una sentenza della Corte di cassazione del 2018 ha però aperto la strada: una dipendente universitaria, a cui era stato negato un permesso per assistere il suo amico a quattro zampe, che non aveva la possibilità di affidare ad altri dopo un intervento medico veterinario urgente e indifferibile, ha intrapreso le vie legali. Ebbene la Corte ha affermato che non accudire un animale e non prestargli cure quando è in stato di bisogno si configura come reato di abbandono punito dal codice penale (art. 727 c.p.) con l'arresto fino a un anno o con l'ammenda da 1.000 a 10.000 euro intendendo per abbandono «qualsiasi trascuratezza, disinteresse o mancanza di attenzione». Di conseguenza questa sentenza per la prima volta riconosce che la cura di un animale domestico può essere ritenuto un "grave motivo familiare o personale" e dunque degno di rientrare tra i motivi riconosciuti per legge di assenza dal lavoro.

Si è fatto cenno prima al carico economico che grava sul proprietario di animale domestico, ebbene anche da questo punto di vista le cose stanno cambiando. Grazie a un ente non profit dall'acronimo MIAV (Mutua italiana assistenza veterinaria) che ha fatto da apripista, ora è possibile stipulare una sorta di polizza dal costo contenuto in grado di coprire le spese veterinarie per esempio spese veterinarie per ricovero; sacrificio necessario e spese funerarie; spese residenza o pet sitter in caso ospedalizzazione del padrone; assistenza trasporto d'urgenza; spese igienizzazione interni auto; servizio di *second opinion* (in caso di richiesta di più diagnosi da diversi veterinari). A oggi anche altre compagnie assicurative offrono polizze in grado di coprire le spese per la cura dei nostri pet purché siano iscritti all'anagrafe degli animali d'affezione, abbiamo il libretto sanitario e non siano impiegati per fini professionali. Inoltre sembra sia salita la soglia di detraibilità per le spese veterinarie. Sicuramente sono piccoli passi ma ci danno il segnale di quanto abbiamo detto fin qui: gli animali sono parte della nostra vita al pari dei nostri conspecifici.

5.2. La condizione psicologica di un proprietario con animale caratterizzato da problemi comportamentali

Nel caso del proprietario di un animale con problemi comportamentali invece, questi non si troverà ad affrontare una situazione con un percorso pianificabile e relativamente prevedibile (come per le malattie) o che può modificarsi con il passaggio alle successive fasi di sviluppo, come accade coi bambini o con gli adolescenti in fase puberale ma con un essere che sarà sempre dipendente da lui a partire dal soddisfacimento dei bisogni primari o di base (nutrizione, protezione, cura).

Un punto importante da considerare, è che l'uomo si trova a relazionarsi con un soggetto di una specie diversa senza avere le necessarie informazioni per instaurare un rapporto "sufficientemente buono" inteso nei termini di rapporto tra conspecifici. In effetti quando si parla di legame d'attaccamento tra conspecifici parliamo di un legame in cui i due soggetti si differenziano solo per livello di crescita. L'uomo a partire dalla prima età evolutiva ricorda le difficoltà, le abilità acquisite col tempo, le trasformazioni del corpo, gli apprendimenti, le esplorazioni e le sperimentazioni. Insomma l'uomo sa cosa vuol dire essere "piccolo" ma non sa cosa vuol dire essere "cucciolo non umano". Può e sa riconoscere con più o meno facilità i segnali inviati da un conspecifico ma banalmente non si può dire lo stesso per i segnali tra due individui di specie diverse. Come già detto dalla dottoressa Giallorenzo la scelta di condividere spazi intimi con un animale è talvolta "di pancia", dettato dalla predisposizione al rapporto interspecifico ma spesso gli umani non hanno alcuna nozione sulla natura specifica dell'animale che scelgono di accudire. Possono così generarsi dei problemi di interpretazione dei comportamenti e conseguenti distorsioni delle comunicazioni. Potremmo anche parlare in questo caso di eccesso di antropomorfizzazione.

In psicologia clinica dell'età evolutiva i disagi manifestati attraverso sintomi comportamentali e relazionali maggiormente riscontrati nei bambini si riferiscono a quelli che, nel *Manuale diagnostico* maggiormente diffuso e conosciuto al mondo, il DSM-5, vengono raggruppati nella categoria dei disturbi del neurosviluppo e nei disturbi da comportamento dirompente, del controllo degli impulsi e della condotta. In queste macrocategorie sono posti diversi disturbi psichici che influenzano negativamente la vita dei soggetti interessati e dei relativi nuclei familiari. In generale però possiamo dire che tutti i disagi psicologici conosciuti potrebbero essere utili a guidare la comprensione di quelli che si generano negli animali domestici senza mai prescindere dall'etologia e dalla biologia proprie dell'animale. Dal punto di vista eziopatogenetico, tenendo in considerazione il peso che possono avere i fattori riferibili alla predisposizione genetica, si può dire che per gli umani lo sviluppo e l'esordio di patologie psichiche viene attribuito a diversi fattori; si parla infatti di multifattorialità, dunque si possono considerare anche i fattori ambientali e il contesto ambientale e relazionale in cui il soggetto si sviluppa e cresce (Greenberg, 1999). Per alcuni disturbi sappiamo che la componente genetica ha maggior peso che in altri ma «si può pensare all'attaccamento come a un fattore che può incrementare il rischio di psicopatologia o, viceversa, operare come un fattore protettivo» (Lambruschi, 2004). Per i bambini con disturbo della condotta si è visto che vi sono fattori predisponenti legati alla produzione della serotonina ma anche la presenza di problematiche psicologiche (depressione nella madre e disturbo antisociale nel padre) e stile educativo che possono negativamente influenzare i comportamenti dei figli.

Solomon (2019) ha studiato lo stile di attaccamento disorganizzato nel cane, mettendo in evidenza che mentre per le relazioni tra umani è ormai possibile individuare degli antecedenti cioè dei fattori in grado di predire lo stile di attaccamento, ritiene che non vale lo stesso discorso per il rapporto con il cane; in particolare «mentre un comportamento disorganizzato nel cane può rivelarsi un utile indicatore dell'assistenza problematica, sono necessarie ulteriori ricerche per comprendere appieno i suoi antecedenti o fare affidamento su di esso come indicatore di rischio» (Grandqvist *et al.*, 2017). Alcuni studi però hanno parzialmente smentito tali intuizioni. Come detto in precedenza l'adozione del modello usato in psicologia si è mostrato valido per lo studio dei rapporti interspecifici anche se con le dovute modifiche e precauzioni. Non parliamo di fattori riferibili al cane, in grado di predire il legame di attaccamento ma possiamo parlare di elementi legati alle caratteristiche psicologiche del proprietario in grado di influenzare il comportamento dell'animale. Diversi studi sui cani (Dodman, 2004; O'Farrell, 1995; Podberscek, 1997) contrariamente a quanto sostenuto da Solomon e Grandqvist, sono stati capaci di dimostrare una stretta relazione tra problemi comportamentali dell'animale e particolari caratteristiche di personalità o stati psicologici del proprietario (Finka *et al.*, 2019; Konok *et al.*, 2015). Pare che proprietari che manifestano problemi nella sfera emotiva abbiano una buona probabilità di avere animali con comportamenti aggressivi o genericamente disfunzionali. Determinate caratteristiche di personalità sono state messe in relazione con il tipo di cura messo in atto nei confronti dell'animale domestico e caratteristiche definite "coscienziosità" ed "estroversione", in uno studio, sono state correlate a maggior benessere dell'animale (Finka *et al.*, 2019). Inoltre una ricerca ha dimostrato che proprietari con stile di attaccamento evitante avevano cani con problemi definibili come ansia da separazione o sindrome abbandonica o disturbo relato alla separazione (Konok *et al.*, 2015). Ciò dimostra che potrebbe essere sensato applicare, sempre con le dovute cautele, i paradigmi psicologici per provare a spiegare, comprendere e dunque arginare i problemi generati agli animali a partire dalle difficoltà psicologiche degli umani di riferimento. Problemi riferibili all'attaccamento sono sicuramente anche quelli relati a eventi traumatici come una separazione precoce, lunghi periodi di solitudine o isolamento, cambiamenti in famiglia. Anche l'essere stato sottoposto a training di addestramento di tipo aversivo o coercitivo, senza troppa meraviglia, pare sia una condizione in grado di predire problemi comportamentali nel cane. Inoltre uno studio ha dimostrato una stretta relazione tra depressione del proprietario e utilizzo di metodi punitivi con l'animale (Dodman *et al.*, 2018) a riprova di quanto possano essere importanti le ricadute dei disagi psicologici su ciò che ci circonda. Vaira, infatti, dice: «tieni la mente del tuo cane attiva, essa sarà anche più sana e ridurrai la probabilità che compaiano problemi comportamentali» (Vaira, 2011). Ovvio che se il proprietario soffre di problemi dell'umore o fobie specifiche, ad esempio, anche l'animale d'affezione risentirà negativamente di tale condizione. Si è visto poi che nei primati non umani soggetti ad abuso precoce e deprivazione sono state riscontrate iperaggressività nei maschi adulti e incapacità a proteggere sé stesse e i loro piccoli nelle femmine, con conseguenze, senza differenze di genere sulla capacità di mantenere buone relazioni sociali. Così come è stato appurato che violenze subite nell'età evolutiva possono predire problemi psicologici negli adulti umani. Con Marchesini (2008) vediamo quali possono essere le frustrazioni cui vengono sottoposti gli animali dai proprietari: «la frustrazione si genera quando non è data al soggetto la possibilità di esprimere una motivazione; la conazione quando si chiede al soggetto di svolgere delle attività che non sono sostenute dalla motivazione; la demotivazione quando il soggetto vive costantemente in situazioni che non hanno riscontro con le sue motivazioni; l'ansia quando si alza troppo il costo di espressione di una motivazione; lo stato conflittuale quando le motivazioni non hanno rapporti coerenti con le altre componenti del profilo cognitivo-comportamentale (la percezione, le rappresentazioni, le emozioni)». Esistono infatti, tra le altre cose, particolari stereotipie degli animali paragonabili alla messa in atto negli umani di strategie disfunzionali utilizzate in maniera costante e rigida, indiscriminatamente in tutte le situazioni di difficoltà. Allo stesso modo l'attuazione di tali strategie pare egualmente presente sia negli umani che nei non umani al fine di ridurre lo stato di disagio relato a determinate situazioni.

5.3. Le difficoltà nei percorsi di cura

a ognuno il peso
della propria natura –
sul pesco, un fiore.

Antonio Sacco, 2021

Considerando il notevole contributo della zooantropologia è bene ricordare che alcune caratteristiche possono attrarre o allontanare l'uomo da un conspecifico o da un interspecifico. Secondo Marchesini, l'animale ha delle peculiarità che possono porre in una condizione di «fibrillazione di stato» favorendo l'apertura dell'individuo stesso verso un cambiamento. Si parla infatti della capacità di coinvolgere, influenzare, utilizzare un linguaggio non convenzionale, modificare il gioco delle parti. In particolare la capacità di attrarre l'attenzione e lo stato emozionale del referente umano è in grado di indurre la persona a mettersi in moto e agire, dunque di generare un coinvolgimento fino a influenzare l'altro. Inoltre la capacità di superare le barriere di comunicazione e di interazione dell'essere umano attraverso un linguaggio totalmente privo di parole mette l'altro (umano) nelle condizioni di poter abbassare le tensioni legate all'apparenza sociale e di potersi esprimere nella sua spontaneità anche attraverso l'assunzione di ruoli diversi nell'incontro con l'alterità animale (Consumati, 2015; Marchesini, 2005). Analizzando il legame di attaccamento attraverso la teoria e diversi studi specifici e proseguendo il discorso con diverse argomentazioni pare che il rapporto uomo-animale sia ricco di complessità ma anche pieno di elementi in grado di influenzare positivamente la qualità della vita dei soggetti della relazione. Proprio per tali motivi quando sopraggiungono delle difficoltà, come ad esempio delle patologie che richiedono cure, si possono generare momenti fortemente stressanti per l'umano che deve fare i conti con i problemi legati alle cure dell'animale ma anche con le difficoltà psicologiche che tale momento genera. Deve fare i conti con la sofferenza legata alla vulnerabilità dell'altro che non era possibile prevedere, preventivare e nemmeno organizzare. Va menzionata qui la possibilità che il pet owner si trovi in forte difficoltà ad accettare la nuova condizione del proprio animale d'affezione fino al punto di autodeterminare la fine della sua esistenza, richiedendo l'eutanasia anche in maniera esageratamente precoce rispetto alle possibilità di cura attualmente disponibili. Questo tema risulta talmente delicato da richiedere uno spazio di riflessione apposito che esula dalle intenzioni di questo scritto. Risulta qui importante ribadire quanto alcune difficoltà negli umani possano ricadere sugli animali e sulla natura in genere; inoltre è essenziale sottolineare che vi sono scienze in grado di migliorare tali situazioni in vista di un benessere sistemico.

Chiaro, dunque, che sono questi i momenti in cui alcune peculiarità psicologiche legate sia a caratteristiche personologiche che alle esperienze di vita che alle risorse emotive e cognitive del soggetto possono giocare un ruolo fondamentale per la gestione del momento di difficoltà. Entrano qui in ballo le strategie affinate nel tempo per fronteggiare una difficoltà, quelle che vengono chiamate strategie di coping.

5.3.1. *Le strategie di coping*

Il termine *coping* deriva dal verbo inglese *to cope* che viene tradotto letteralmente come "far fronte". Si riferisce a un processo psichico fondamentalmente dinamico anche se con radici che si imperniano su nuclei profondi del Sé, che cambia nel tempo, e basato su una serie di azioni cognitive ed emotive in risposta a un evento stressante. Anche tale processo è stato a lungo studiato e, facendo riferimento a Lazarus, sappiamo che «un evento sarà tanto più stressante quanto più l'individuo si percepirà inadeguato e incapace di fronteggiarlo» (Lazarus, 1987).

In sostanza cosa accade quando ci troviamo ad affrontare un evento di vita inaspettato? L'individuo sperimenta diversi stati generati e dipendenti da fattori multipli che si manifestano attraverso risposte cognitive, emozionali e auto-relazionali. Può ad esempio capitare che a seguito di una diagnosi del pet o di una proposta terapeutica, il pet owner risponda mettendo in atto una ripetizione automatica delle abitudini negando di fatto quanto accaduto; altre volte invece, quando l'impatto emotivo è stato percepito in maniera vigorosa si possono presentare ricordi ripetitivi e rimuginii sull'evento e su quanto è stato detto dai professionisti in merito allo stato di salute del proprio animale; si può assistere a uno stato di stordimento o viceversa di ipervigilanza; si possono avvertire cambiamenti nella percezione cosciente della propria personalità, percepirsi non capiti dagli altri, in difficoltà nell'affrontare il momento con relativo bisogno d'aiuto e dunque provare sentimenti di abbandono. Dopo una prima reazione che può avere tempi variabili in base alla situazione e alle caratteristiche personologiche degli elementi del sistema famiglia, si mettono in campo le strategie ritenute migliori per affrontare la difficoltà. Dal punto di vista psicologico le strategie di coping vengono distinte in 3 tipologie:

1. coping centrato sul compito rappresentato dalla tendenza ad affrontare il problema in maniera diretta "c'è un problema, cerco una soluzione concreta";
2. coping centrato sulle emozioni rappresentato da abilità specifiche di regolazione affettiva, che consentono di mantenere una prospettiva positiva di speranza e controllo delle proprie emozioni in una condizione di disagio, oppure di abbandono alle emozioni, come la tendenza a sfogarsi o, ancora, la rassegnazione ad esempio "sono troppo angosciato non riesco a pensarci" oppure "sono spaventato ma posso gestire queste emozioni per affrontare al meglio la situazione";
3. coping centrato sull'evitamento rappresentata dal tentativo dell'individuo di ignorare la minaccia dell'evento stressante o attraverso la ricerca del supporto sociale o impegnandosi in attività che distolgono la sua attenzione dal problema ad esempio "sono impegnato, ho da fare altre cose".

Le strategie di coping possono essere attuate, durante il ciclo di vita, in maniera pedissequa senza distinzione tra problemi oppure come accade il più delle volte possono variare in base al tipo di problema da affrontare; una situazione problematica non si presenta mai in modo identico, per cui ogni pensiero o azione di coping e ogni emozione è una risposta a un aspetto di un avvenimento complesso e/o a uno stesso aspetto di stadi

Risvolti pratici

Cosa fare?

- tenere conto della transitorietà o modificabilità degli eventi di vita (ad es. un problema comportamentale del pet può essere transitorio o può modificarsi grazie all'intervento di professionisti del settore, una situazione difficile può cambiare grazie a cure specifiche, ecc.);
- regolare i ritmi biologici (sonno, alimentazione in caso di squilibrio) e rispettare le abitudini col pet (riorganizzando le routine in base alle necessità);
- condividere l'evento occorso (supporto sociale, familiari, gruppi);
- intraprendere attività che consentano lo sviluppo di stati della mente positivi (svago, tempo libero, contatto con la natura).

Quando chiedere aiuto?

- quando le attivazioni biologiche risultano troppo prolungate nel tempo e intaccano la vita di tutti i giorni;
- quando le risposte psicologiche influenzano in maniera significativa le capacità relazionali e lavorative e non consentono di seguire correttamente le istruzioni dei professionisti che si occupano del pet.

temporali diversi (Lazarus). L'efficacia di strategie particolari di coping dipende da alcuni fattori chiave, quali il contesto temporale e la controllabilità della fonte stressante. Ad esempio, il coping incentrato sull'evitamento può essere adattivo in alcune situazioni; l'evitamento cognitivo (come il non prestare attenzione all'evento) può essere adattivo in situazioni di stress di breve durata, come il dolore, una procedura di diagnosi medica che produce disagio, ma nel lungo periodo il coping repressivo può portare a una bassa adesione al trattamento medico. Le strategie di coping attivo sono risultate associate a minor depressione solo quando la fonte dello stress era valutata come modificabile, cioè percepita sotto il proprio controllo, in accordo con quanto già citato e teorizzato da Lazarus. Il tema dell'efficacia delle strategie utilizzate dai soggetti in situazioni altamente stressanti è stato oggetto di grande attenzione da parte degli studiosi interessati al fenomeno della resilienza (dall'inglese *resilience*), intesa come capacità dei soggetti di resistere a eventi stressogeni anche molto forti e di avere esiti evolutivi positivi. L'elemento essenziale per un buon adattamento allo *stress*, soprattutto nel caso di eventi stressanti duraturi nel tempo, è la flessibilità nell'uso delle strategie di coping, la capacità, cioè, di non irrigidirsi su un'unica strategia, ma di riuscire a cambiarla qualora si dimostri inefficace e disadattiva.

La messa in atto di strategie disfunzionali non deve far intendere ai professionisti della cura animale che non ci sia altra strada percorribile. In questo caso vi sono interventi di matrice psicologica che potrebbero aiutare a meglio comprendere e affrontare le problematiche dell'animale e del relativo proprietario in concerto con le cure che si riferiscono solo al pet. Si tratta di interventi che esulano dalle competenze del veterinario ma che potrebbero portare moltissimi vantaggi nei percorsi di cura e nel sistema uomo-animale in generale.

Riferimenti bibliografici

Consumati S. (2015), *La valenza della relazione interspecifica*, http://rivistapiesse.it/2015/12/14/la-valenza-della-relazione-interspecifica-sabrina-consumati/.

Dodman N.H., Patronek N.H., Dodman G.J., Zelin V.J., M.L., Cottam N. (2004), *Comparison of personality inventories of owners of dogs with and without behaviour problems*, «Int. J Appl Res Vet Med», 2(1), pp. 55-61.

Dodman N.H., Brown D.C., Serpell J.A. (2018), *Associations between owner personality and psychological status and the prevalence of canine behavior problems*, «PLoS One» 13(2): e0192846. https://doi.org/10.1371/journal. pone.0192846.

Finka LR, Ward J., Farnworth M.J., Mills D.S. (2019), *Owner personality and the wellbeing of their cats share parallels with the parent-child relationship*, «PLoS One» 14(2): e0211862. https://doi.org/10.1371/journal.pone.0211862.

Greenberg M.T. (1999), *Attachment and psychopathology in childhood*, in J. Cassidy, P.R. Shaver (eds.), *Handbook of attachment: Theory, research, and clinical applications*, Guilford Press, New York, pp. 469-496.

Konok V., Kosztolányi A., Rainer W., Mutschler B., Halsband U., Miklósi Á. (2015), *Influence of Owners' Attachment Style and Personality on Their Dogs' (Canis familiaris) Separation-Related Disorder*, «PLoS One», 10(2), e0118375, doi: 10.1371/journal.pone.0118375.

Lambruschi F. (a cura di) (2004), *Psicoterapia cognitiva dell'età evolutiva*, Bollati Boringhieri, Torino.

Lazarus R.S., Folkman S. (1987), *Transactional theory and research on emotions and coping*, «European Journal of Personality», 1(3), 141–169. https://doi.org/10.1002/per.2410010304.

Granqvist P., Sroufe L.A., Dozier M., Hesse E., Steele M., van Ijzendoorn M., Solomon J., Schuengel C., Fearon P., Bakermans-Kranenburg M., Steele H., Cassidy J., Carlson E., Madigan S., Jacobvitz D., Foster S., Behrens K., Rifkin-Graboi A., Gribneau N., Spangler G., Ward M.J., True M., Spieker S., Reijman S., Reisz S., Tharner A., Nkara F., Goldwyn R., Sroufe J., Pederson D., Pederson D., Weigand R., Siegel D., Dazzi N., Bernard K., Fonagy P., Waters E., Toth S., Cicchetti D., Zeanah C.H., Lyons-Ruth K., Main M., Duschinsky R. (2017), *Disorganized attach-*

ment in infancy: a review of the phenomenon and its implications for clinicians and policy-makers, «Attachment, human development», 2017 Dec, 19(6), 534-558, doi: 10.1080/14616734.2017.1354040. Epub 2017 Jul 26, PMID, 28745146, PMCID, PMC5600694.

Marchesini R. (2005), *Fondamenti di zooantropologia. Zooantropologia applicata*, Perdisa, Bologna.

Marchesini R. (2008), *Intelligenze plurime. Manuale di scienze cognitive animali*, Oasi Alberto Perdisa, Ozzano dell'Emilia.

O'Farrell V. (1995), *Effects of owner personality and attitudes on dog behavior*, in Serpell JA (ed.), *The Domestic Dog: Its Evolution, Behaviour and Interactions with People*, Cambridge, Cambridge University Press., pp. 153-158.

Podberscek A.L., Serpell J.A. (1997), *Aggressive behaviour in English cocker spaniels and the personality of their owners*, «Vet Rec», 141: 73-76-227.

Solomon J., Beetz A., Schöberl I., Gee N., Kotrschal K. (2019), *Attachment security in companion dogs: adaptation of Ainsworth's strange situation and classification procedures to dogs and their human caregivers*, «Attachment, human development», 21(4), pp. 389-417. https://doi.org/10.1080/14616734.2018.1517812.

Thorson-Olesen S.J., Meinertz N., Eckert S. (2019), *Caring for Aging Populations: Examining Compassion Fatigue and Satisfaction*, «Journal of Adult Development», vol. 26, issue 3, pp. 232-240.

Vaira A. (2011), *Dritto al cuore del tuo cane. Come conoscerlo, educarlo e costruire con lui una relazione perfetta*, Feltrinelli, Milano.

Wong, Daniel Fu Keung, Ng, Ting Kin, Zhuang, Xiao Yu (2019), *Caregiving burden and psychological distress in Chinese spousal caregivers: gender difference in the moderating role of positive aspects of caregiving*, «Aging, Mental Health», vol. 23, issue 8, pp. 976-983.

Capitolo 6

Il lutto per la perdita dell'animale

di Giulia Simonetti

> Amo con passione la vita, mi spiego? Sono troppo convinta che la vita sia bella anche quando è brutta, che nascere sia il regalo più bello, il miracolo dei miracoli, vivere il regalo dei regali. Anche se si tratta di un regalo molto complicato, molto faticoso, a volte doloroso. Il dolore è il sale della vita e senza di esso non saremmo umani.
>
> Oriana Fallaci, *Lettera a un bambino mai nato*"

6.1. Il vissuto di perdita

Non credo sia necessario inabissarsi nei meandri di pagine altisonanti per spiegare cosa sia il lutto. Tutti noi sappiamo a cosa alludiamo. Quando si parla di lutto, si parla di morte. La tematica è stata studiata a lungo da diverse discipline e suscita sempre interesse poiché evento ineluttabile. Ci mette di fronte alla caducità della condizione umana e non umana. Lungo i secoli la concezione della morte è passata attraverso teorie filosofiche e religiose per giungere ai nostri giorni e soprattutto per quanto concerne le latitudini occidentali, al punto da essere quanto più allontanata; è mal tollerata, non fa più parte del ciclo di vita, è una cosa da temere, da rifuggire. Meno se ne parla meglio è! La visione della morte e dunque il processo che ne consegue ormai conosciuto come lutto, è socialmente e culturalmente condizionata. Il lutto è l'insieme dei comportamenti individuali e sociali relativi alla perdita di una persona cara, di un animale, di un'idea, di un progetto, direi con tranquillità che possiamo dire che il lutto si riferisce a una *perdita* senza necessità di oggetto. Di solito si tratta di qualcosa che può essere esterno a noi fisicamente ma interno a noi emotivamente. Comprende anche le manifestazioni rituali che accompagnano e seguono il decesso, intendendo in questo caso la morte di una persona o di un animale. Il cordoglio è il dolore, più o meno intenso, che rappresenta sia l'espressione personale della sofferenza, sia la partecipazione emotiva di altre persone a essa ed è qualche cosa di intimo, personale, interno. Tra gli studi più famosi sul lutto figurano certamente quelli della studiosa Elisabeth Kübler Ross che ha spiegato le diverse fasi psichiche che caratterizzano il vissuto di perdita e dunque l'elaborazione del lutto. Sono state descritte 5 fasi principali solitamente attraversate da chi vive la perdita che possono avvicendarsi, sovrapporsi e ripresentarsi; non è dunque detto che sia possibile visualizzarle o percepirle in netta successione. In particolare si parla di una prima fase di negazione in cui per la mente non è possibile accettare l'accaduto; si cerca di allontanare quanto più possibile questa esperienza con negazione e rifiuto; è probabile poi che si presentino vissuti di rabbia per l'accaduto, momento in cui si cercano responsabilità e colpe, in seguito poi si può assistere a una fase definita di negoziazione o patteggiamento in cui si cerca un modo per poter attenuare la sofferenza riferendosi anche a "figure divine" per far sparire la morte o quantomeno attenuare il vissuto di perdita con diversi espedienti; l'atteggiamento solitamente in questa fase cambia per transitare verso comportamenti e manifestazioni emotive attenuate fino alla deflessione del tono dell'umore: tale fase è stata definita depressiva; per arrivare infine all'accettazione, momento in cui il vissuto emotivo diventa meno intenso, si accetta quanto accaduto e si comincia a guardare al futuro nonostante la perdita, anche se possono ripresentarsi pensieri ed emozioni intensi riferibili a quanto accaduto. Con le parole di Testoni e De Cataldo «per quanto il senso comune lo consideri "immorale", il pet può assumere il ruolo dell'"altro significativo", e quanto più forte è il legame affettivo con lui tanto più acceso sarà il cordoglio per la sua dipartita, similmente a quanto accade per gli esseri umani (Archer, Winchester, 1994; Sharkin, Knox, 2003)».

6.2. La condizione psicologica di un proprietario di animale deceduto (pet-loss)

> Se il Paradiso esiste è giusto che sia popolato di animali. Ve lo immaginate un Eden senza il canto degli uccelli, il garrire delle rondini, il belare delle caprette e l'apparire del buffo e curioso musetto di un coniglio? Di sicuro nel mio Paradiso ideale non possono non echeggiare miagolii da ogni angolo. Il festoso abbaiare di cani che giocano finalmente sereni.
>
> Giorgio Celli

Abbiamo visto che "nell'alfabeto della perdita", esistono termini quali lutto e cordoglio che prevedono il coinvolgimento di cose e persone nel processo di elaborazione della morte. Riferendoci alla perdita dell'animale d'affezione, con le parole di Gallucci (2018) ricordiamo che «la relazione con loro [i pet] raramente presenta situazioni di conflitto, si tratta quasi sempre di rapporti intensi e appaganti: gli animali non giudicano, ci accettano come siamo, in modo incondizionato. Il legame emozionale che si crea, dunque, è particolarmente forte, poiché l'animale non ha una sua vita indipendente, e vive totalmente immerso nella nostra. Di conseguenza, quando muore, dobbiamo dire addio a una buona parte di noi». Come abbiamo visto in precedenza, senza alcun dubbio, si instaura tra queste due specie, l'uomo e gli animali, una relazione speciale che per certi versi prende le sembianze del rapporto genitore-bambino, dunque in accordo con lo studioso già citato (Gallucci, 2018) possiamo dire che «divenuti a tutti gli effetti membri della famiglia, la loro morte può essere considerata simile alla perdita di un coniuge o un familiare». Ci si aspetta dunque dopo la perdita di un animale d'affezione una reazione emotiva e cognitiva tipica del processo psicologico del lutto: sofferenza intensa, incredulità, negazione, rabbia, depressione e infine accettazione (Packman *et al.*, 2011). Inoltre bisogna tenere in considerazione anche un altro fattore che caratterizza i pet owner: questi spesso si trovano a fare i conti con la scelta dell'eutanasia per il proprio animale domestico con pesanti ricadute in termini di sensi di colpa e disagio psicologico in generale. Bisogna in questo caso sottolineare che almeno per quanto concerne la cultura italiana la pratica dell'autodeterminazione non è diffusa e talvolta osteggiata. Questo è un ulteriore fattore che pone il soggetto sofferente, il pet owner, in una condizione di isolamento sociale.

Il supporto sociale risulta da sempre un elemento fondamentale per il superamento della sofferenza legata alla perdita. Nel caso di morte dell'animale d'affezione, definito con un termine inglese "pet-loss", questo elemento non è sempre scontato. L'assenza di una rete supportiva può rivelarsi un fattore di rischio in grado di aggravare il processo di elaborazione del lutto. Il legame d'attaccamento uomo-animale non è sempre riconosciuto e spesso ridicolizzato o sminuito ponendo così il pet owner in una condizione di "ghettizzato/emarginato", in cui l'essere compreso risulta possibile solo se ci si relaziona con altri proprietari d'animali. Talvolta questa situazione esita in sentimenti/percezioni di rifiuto che possono essere riferiti anche a persone dello stesso contesto familiare allargato. Questa situazione viene anche definita *disenfranchised grief* ovvero un dolore che non può essere espresso poiché non riconosciuto dalla società. Si capisce dunque quanto la ridicolizzazione del lutto per la morte di un animale domestico possa avere un peso nel processo di elaborazione della perdita. Lo scarso riconoscimento sociale da sempre è uno dei fattori in grado di causare sofferenza (Despelder e Strickland, a cura di Campione, 2007). Riprendendo integralmente una parte della traduzione di Testoni e De Cataldo, condividiamo quanto riportano: «I costumi sociali impongono infatti che i padroni dell'animale debbano superare rapidamente il proprio cordoglio e rimpiazzare l'animale con un sostituto, se ne sentono la mancanza (Cordaro, 2012). Il pet-grief, relegato nel territorio del patimento senza referenza sociale (socially unspeakable loss), viene così blindato nel vissuto solipsistico del dolente ove il rischio del "fallimento empatico" è quasi inevitabile. In tal senso, l'emergere di vissuti di vergogna e sensi di colpa, che caratterizzano ogni forma di minimizzazione e di negazione del dolore, sono solo alcune delle più comuni conseguenze possibili».

Per elaborare la perdita come visto, alcune volte ci si riferisce a credenze o costruzioni astratte in grado di mitigare la percezione del dolore. I pet owner, come tutti i sofferenti per una perdita, sperimentano le fasi del lutto e dunque si avvalgono di diversi strumenti per superarla. Tra queste modalità si inseriscono credenze, scritti, leggende in grado di attenuare l'angoscia della perdita o quantomeno in grado di collocare su un piano emotivamente e cognitivamente accettabile l'accaduto. Ciò riguarda anche la perdita dell'animale d'affezione. La necessità di immaginare un futuro diverso per il proprio animale spinge spesso i proprietari ad abbracciare credi e credenze anche lontani dal proprio retroterra culturale ma in grado di cogliere la specificità del momento e della perdita; sembra il caso della legenda del ponte oltre l'arcobaleno, che pare sia stata tramandata dagli indiani d'America. Di seguito la leggenda:

> Davanti all'entrata del Paradiso c'è un luogo chiamato Ponte Dell'Arcobaleno per i bellissimi colori da cui è formato. Quando muore una bestiola che è stata particolarmente cara e speciale a qualcuno, questa va sul Ponte Dell'Arcobaleno. Questo è un posto meraviglioso, ci sono prati, grandi alberi e colline verdi dove l'erba è sempre fresca e profumata per tutti i nostri amici tanto speciali che là corrono e giocano tutti insieme. C'è tanto cibo (il loro preferito), ruscelli con acqua fresca con la quale dissetarsi e il sole che splende; tutto a volontà e i nostri amici sono al caldo e stanno bene. Tutti i piccoli che erano molto ammalati e vecchi sono tornati a essere in salute, giovani e al pieno delle loro forze. Quelli che erano feriti o mutilati sono tornati a essere nuovamente integri e forti, così come li ricordiamo nei nostri sogni di giorni e tempi passati. Gli animali sono felici e contenti, tranne che per una piccola cosa: a ognuno di loro manca qualcuno di molto speciale, molto amato, che si sono lasciati alle spalle, indietro, lontano, verso l'orizzonte. Corrono e giocano insieme, ma verrà il giorno in cui uno di loro si fermerà improvvisamente e guarderà lontano. Tutti i suoi sensi saranno all'erta,

i suoi occhi splendenti, luminosi e lucidi saranno attenti, il suo corpo palpiterà e tremerà dall'emozione, per l'eccitazione e l'impazienza. Improvvisamente si staccherà dal gruppo, inizierà a correre sull'erba verde, le sue zampe sembreranno volare sempre più veloci sul prato. Ti ha visto e riconosciuto. E quando finalmente vi raggiungerete, incontrerete e sarete insieme vi stringerete in un abbraccio gioioso, unico, per non separarvi mai più. Baci felici pioveranno sul tuo viso, le tue mani accarezzeranno nuovamente la testolina amata e potrai finalmente fissare ancora i suoi fiduciosi occhi, che sono stati lontani per tanto tempo dalla tua vita ma mai lontani e assenti dal tuo cuore. Allora attraverserete insieme il Ponte Dell'Arcobaleno.

Chiaro qui il riferimento ad atmosfere in grado di indurre tranquillità, gli stati dolorosi anche in questo modo possono risultare mitigati dall'immaginazione. Credere in un luogo che accoglierà l'animale amato aiuta a metabolizzare la perdita. Oltre a tale legenda bisogna dire che esiste nell'uomo soprattutto se parliamo di cultura occidentale, il bisogno di vivere la perdita attraverso rituali tra cui quello della conservazione e cura della salma del defunto. Per alcuni versi capita allo stesso modo anche per gli animali. Esistono infatti servizi specializzati di tipo cimiteriale e funerario. Sono presenti anche in Italia cimiteri per animali. Bisogna ricordare infatti che la legge in Italia vieta la sepoltura in giardini o terreni di proprietà. Anche questi aspetti dovrebbero essere considerati dai professionisti per alleviare le sofferenze dei dolenti dopo la perdita.

6.3. Le strategie di adattamento – servizi di supporto

a ogni nuova alba
rinascere a testa alta –
il girasole

Antonio Sacco, 2021

Non è sempre semplice attraversare le fasi del lutto e riuscire a continuare con la propria esistenza. Alcune volte risulta necessario essere supportati o far ricorso a strategie pensate ad hoc per superare il momento. Come già detto, risulta difficile (ma non impossibile) anche per i singoli professionisti, veterinari e educatori, poter acquisire conoscenze e competenze di un campo diverso dal proprio, a maggior ragione se parliamo della richiesta di mettere in atto comportamenti per arginare un dolore ben conosciuto e vissuto talvolta personalmente senza aver acquisito strumenti specializzati per tale tipo di intervento. Con le parole di Tralli «a eccezione forse delle grandi cliniche veterinarie, il medico veterinario manca di un ambiente cooperativo in cui potersi confrontare apertamente e sistematicamente sulla morte del paziente, sulle richieste di aiuto psicologico del proprietario e di una struttura sociale di sostegno; è spesso solo e in prima linea di fronte ai bisogni emozionali del proprietario e alla pressante domanda di relazione d'aiuto che questi richiede nel momento critico». Negli Stati Uniti d'America esiste un tipo di approccio diverso alla scomparsa dell'animale (Carmack, 1985). Parliamo di una cultura che è arrivata sempre tra le prime nell'introduzione di strategie per affrontare momenti difficili anche attraverso l'integrazione di diverse discipline. Ebbene esistono gruppi di supporto per la gestione del lutto dovuto alla perdita di un animale, linee telefoniche di counselling, strategie concrete come quelle messe in atto, per esempio, per evitare che nelle cliniche veterinarie, proprietari che hanno appena perso il proprio pet debbano incontrare proprietari felici presenti in struttura solo per controlli di routine. Sicuramente dobbiamo dire che è presente in altri Stati (in particolare Stati Uniti, Australia e Inghilterra) una attenzione diversa nei confronti di questa tematica. Negli ultimi dieci anni anche in Italia la sensibilità nei confronti dei vissuti psicologi dei pet owner sembra stia aumentando vista la nascita di alcune realtà in grado di supportare momenti difficili del sistema uomo-animale. È il caso di segnalare l'esistenza di progetti strutturati per supportare il proprietario d'affezione nella condizione di pet-loss. Tra i primi segnali di apertura in Italia c'è stato il progetto Rivivere.pet promosso dall'Università di Bologna che offre un servizio di supporto completamente gratuito ai proprietari d'animali d'affezione che sentono la necessità di un aiuto nel momento della perdita. Si tratta di un servizio on-line attraverso cui gli utenti possono scrivere una e-mail «e raccontare il loro vissuto e le esperienze per le quali ritengono necessario un ascolto empatico, consapevole e professionale... durante l'intero processo di elaborazione del lutto» (Tralli, 2010). Oltre a tale progetto, si segnalano anche professionisti psicologi specializzati in perdita e trauma, in grado di offrire supporto professionale per l'elaborazione della pet-loss. Una start up di onoranze funebri per animali in Emilia Romagna invece ha deciso di offrire non solo i servizi che riguardano gli aspetti pratici della perdita ma anche un supporto psicologico attraverso la costituzione di gruppi di auto mutuo aiuto moderati da uno psicologo, specifici per la perdita del cane. Infine alcune cliniche che praticano eutanasia assistita forniscono supporto psicologico specializzato. Anche se si tratta ancora di poche realtà sembra che lentamente anche l'Italia si stia avvicinando a quegli Stati che hanno dimostrato di saper mettere in campo strategie sinergiche e multidisciplinari per supportare gli individui in momenti di difficoltà.

6.4. Biblioterapia

> Un libro ben scelto ti salva da qualsiasi cosa, persino da te stesso.
>
> Daniel Pennac

Tra le strategie messe in campo negli Stati Uniti per supportare i proprietari nel momento della perdita troviamo la distribuzione di materiale informativo o materiali di lettura.

La biblioterapia è uno strumento clinico grazie al quale si propone al paziente la lettura di un libro per perseguire diversi scopi terapeutici. Questa tecnica viene introdotta nelle professioni della salute mentale dal dottor William Menninger, psichiatra negli Stati Uniti. Negli anni Trenta, questi inizia a prescrivere ai suoi pazienti la lettura di romanzi nell'ambito del trattamento di diversi disturbi psichici (Mininno, 2008).

Anche se pratica ormai diffusa, bisogna dire che non si trovano ancora tracce precise nei riferimenti autorevoli della lingua italiana. Il termine biblioterapia non è presente nel dizionario né nell'enciclopedia Treccani, né in Garzanti, né Hoepli, nemmeno nel dizionario della Crusca, lo ritroviamo nel dizionario Olivetti magramente descritto come seconda accezione inserita nella sezione medicina, in particolare neurologia, come «cura di alcuni disturbi nervosi basata sulla lettura di libri» (Olivetti, 2003-2024). Questa pratica o tecnica viene riconosciuta da Treccani sotto il nome di libroterapia descritta come «il contributo che la lettura di libri può portare alla soluzione di difficoltà o sofferenze psicofisiche» (Treccani). La lettura è un' attività che coinvolge corpo e mente che vengono influenzati, influenzando, diversi processi cognitivi e squisitamente psicologici, fino a modificare la neurobiologia e dinamiche più complesse che riguardano la comprensione di Sé e del mondo. Il dott. Maurizio Dodet nella prefazione del libro di Merigliano, Moriconi, Diamante: *Dietro lo schermo. Il cinema come percorso di costruzione del significato personale* (2011) scrive: «Ritengo che la grandezza di molti film (e libri, aggiungo io) sia nell'attenzione e la cura posta dagli autori allo svolgersi delle storie di vita narrate tanto da essere percepite come racconti in prima persona in cui noi spettatori possiamo cogliere quell'attitudine propria di ogni individuo di "narrativizzare" (White, 1983) la propria esperienza... Sto parlando (dice Dodet) dell'attenzione posta alla costruzione della biografia dei personaggi che deve essere riconosciuta dagli spettatori come racconto autobiografico e perciò espressione di quella che MacIntyre chiama "unità narrativa di vita"». In questo caso vi è un chiaro richiamo a uno dei concetti basilari della psicoterapia costruttivista post-razionalista cioè l'organizzazione di significato personale (Guidano, 2007), «il nucleo emotivo-cognitivo che garantisce all'identità il sentimento di continuità che gli permette di affrontare e integrare la discontinuità (discrepanze emotive) e che gli garantisce il sentimento di unicità che gli permette di affrontare e integrare l'alterità» (Dodet e Merigliano, 2009). Ogni individuo prova a costruire e a mantenere un equilibrio dinamico con sé stesso attraverso il linguaggio, sotto forma di narrazione di Sé (Coccia, 2011). Secondo l'approccio cognitivo post-razionalista la persona non è che un sistema complesso che organizza la vita e le proprie esperienze in modo narrativo; la vita stessa in quest'ottica diventa storia, narrazione, e quindi Significato (personale). Il libro offre la possibilità di confrontarsi con un'altra storia, uguale, simile, sovrapponibile o diversa dalla propria. Ecco che questo concetto, seppur complesso, ci aiuta già a capire che la lettura assume diverse valenze ben lontane da un esercizio puramente esercitativo, ludico e sterile. Le narrazioni e dunque i libri si innestano sulle e nelle storie di vita di ognuno di noi suscitando reazioni che se ben guidate possono aiutare e facilitare un percorso di miglioramento personale o il superamento di un momento difficile. Per tali motivi, forse in carenza di servizi di supporto per proprietari d'animali d'affezione in fase di lutto, troviamo diversi libri che descrivono, spiegano e forniscono strumenti per poter superare la perdita.

Potrebbe essere utile citarne qualcuno tra quelli in lingua italiana, fornendo allo stesso tempo una breve guida biblioterapia centrata sulla pet-loss:

1. *Il dolore negato. Affrontare il lutto per la morte di un animale domestico*, di Pier Luigi Gallucci;
2. *Addio, amico mio. Affrontare il lutto per la perdita di un animale domestico*, di Wallace Sife;
3. *È solo un gatto*, di Elena Angeli;
4. *Il diario dei ricordi del mio animale domestico*, di Fabio Stefania;
5. *Anche gli animali vanno in paradiso. Storie di cani e gatti oltre la vita*, di Stefano Apuzzo e Monica D'Ambrosio;
6. *Arrivederci bau. Perché il nostro amato cane non ci lascerà mai*, di Monica Marelli;

7. *Oltre il ponte dell'arcobaleno. Il viaggio di Susi*, di Giancarlo Pavan;
8. *Anche gli animali vanno in paradiso. La vita spirituale dei nostri amici più fedeli*, di Sylvia Browne;
9. *Arrivederci Miao. Perché il nostro amato gatto non ci lascerà mai*, di Monica Marelli;
10. *L'anima del tuo animale. Prove della sopravvivenza degli animali alla morte*, di Scott S. Smith e tradotto da E. Grassi.

Riferimenti bibliografici

Archer J., Winchester G. (1994), *Bereavement following the death of a pet*, «British Journal of Psychology», 85, 2, pp. 259-271.

Carmack B.J. (1985), *The effects on family members and functioning after the death of a pet*, «Marriage and Family Review», 8, pp. 149-161.

Coccia E. (2011), *La vita sensibile*, il Mulino, Bologna.

Cordaro M. (2012), *Pet-loss and Disenfranchised Grief: Implications for Mental Health Counseling Practice*, «Journal of Mental Health Counseling» 34 (4), pp. 283-294.

DeSpelder L.A., Strickland A.L. (2007), *The last dance. L'incontro con la morte e il morire*, a cura di Campione F., Clueb, Bologna.

Dodet M., Merigliano D. (2009), *Organizaciones de significado y personal y trastornos de personalidad: una propuesta constructivista*, «Revista de Psicoterapia», 19(74/75), pp. 73-88.

Gallucci P.L. (2018), *Il dolore negato. Affrontare il lutto per la morte di un animale domestico*, Graphe.it edizioni, Perugia.

Guidano V.F. (2007), *Psicoterapia cognitiva post-razionalista. Note e commenti al testo di Alvaro Quinones Bergeret*, FrancoAngeli, Milano.

Kübler Ross Elisabeth (2015), *La morte e il morire*, Cittadella, Assisi, 1976 (edizione originale 1969).

Menninger W.C. (1937), *Bibliotherapy*, «Bulletin of the Menninger Clinic», 1, pp. 263-274.

Merigliano D., Moriconi F., Diamante M. (2011), *Dietro lo schermo: il cinema come percorso di costruzione del significato personale*, «Psicoterapie/Angeli», 178.

Mininno R. (2008), *Biblioterapia e salute*, retenuovedipendenze.it, http://www.retenuovedipendenze.it/docs/approfondimenti/2008 Mininno – Biblioterapia.pdf.

Olivetti (2003-2024), https://www.dizionario-italiano.it/dizionario-italiano.php?lemma=BIBLIOTERAPIA100.

Packman W., Field N.P., Carmack B.J., Ronen R. (2011), *Continuing Bonds and Psychosocial Adjustment in Pet-loss*, «Journal of Loss and Trauma», 16, pp. 341-357.

Sharkin B., Knox D. (2003), *Pet-loss: Issues and implications for the psychologist*, «Professional Psychology: Research and Practice», 34, 4, pp. 414-421.

Testoni I., De Cataldo L. (2017), *Un lutto speciale. Delegittimazioni culturali e rappresentazioni della morte nella perdita di un animale domestico*, «Psicoterapia e scienze umane», 51(3), pp. 413-428.

Tralli M. (2010), *Progetto Rivivere. Pet: il servizio on-line dell'Università di Bologna in supporto ai proprietari in lutto per la morte dell'animale, [Dissertation thesis]*, Alma Mater Studiorum Università di Bologna, dottorato di ricerca in morfofisiologia veterinaria e applicazioni biotecnologiche, 22 ciclo, doi 10.6092/unibo/amsdottorato/2781.

Treccani, http://www.treccani.it/vocabolario/libroterapia_%28Neologismi%29/White.

Conclusioni

Proposte operative integrate

Abbiamo parlato di un terreno non ancora completamente coltivato (almeno in Italia), che prevede l'intersezione di diversi mondi riferibili all'essere umano, l'animale, il professionista veterinario, il comportamentalista, lo psicologo. Tanti saperi si mescolano e partecipano al miglioramento di un sistema relazionale. Per poter assumere una *vision* moderna che tenga conto di questa complessità risulta necessario attingere da conoscenze consolidate per applicarle in maniera nuova in un campo nuovo. Non si può prescindere dalle professionalità ma non si può negare la multidisciplinarietà indispensabile e dunque competenze cosiddette trasversali necessarie. Alla luce di quanto detto, come accade anche in alcuni campi, come ad esempio quello della psicologia ospedaliera è necessario che ogni figura professionale coinvolta possieda una formazione specifica. Il veterinario dovrebbe quindi essere formato sulle condizioni psicologiche umane di rilievo che necessitano anche di attenzione specialistica (in modo da poter comprendere la situazione ed effettuare adeguati invii ad altri professionisti o richiedere un approccio multiprofessionale) e lo psicologo dovrebbe possedere almeno informazioni di campo veterinario di base per distinguere le situazioni e poter formulare riflessioni psicologiche prognostiche sulla base di condizioni veterinarie specifiche.

Counseling psicologico in ambito veterinario?

L'idea di un servizio di counseling utile in ambito veterinario non è sicuramente cosa nuova. Come abbiamo visto nel caso della pet-loss vi sono già servizi di questo genere anche se più diffusi in altri Paesi rispetto all'Italia. Ciò che si può dire è che non esiste ancora un campo operativo specifico di lavoro, in termini psicologici. Con ciò s'intende dire che ad esempio non esiste ancora una "psicologia veterinaria" o "psicologia applicata in ambito veterinario". Un aspetto tralasciato finora è anche quello del supporto agli operatori del settore che pure vivono costantemente situazioni fortemente stressanti sia per i carichi di lavoro che per il costante rapporto con pratiche di eutanasia, urgenze sanitarie continue, investimenti/coinvolgimenti emotivi da parte degli umani – proprietari d'affezione. Chi pensa alla loro salute mentale?

Orbene fatte queste riflessioni sembra proprio giunto il momento di suggerire caldamente l'avvio di un nuovo campo d'azione che vede coinvolte discipline psicologiche e veterinarie. Le scienze psicologiche possono aiutare i professionisti della cura animale nella gestione dei proprietari. Le ricadute pratiche potrebbero essere concretamente riscontrate in termini di miglioramento del rapporto professionale, diminuzione del carico di stress sia per il personale medico che per il sistema uomo-animale. Sicuramente andrebbero maggiormente diffusi gli interventi di counseling psicologico in situazioni di pet-loss ma anche in caso di malattia dell'animale o problemi comportamentali. Molto si può apprendere da quanto già fatto dalla sezione della Società di Counseling, parte della American Psychology Association (APA) denominata Human-Animal Interaction: Research, Practice (HAI), presentata in apertura di questo testo. Partendo dalle conoscenze sviluppate, si potrebbe auspicare la nascita di un tavolo di lavoro psicologico sul legame uomo-animale in modo da elaborare conoscenze che prendono in considerazione la specificità del contesto italiano per poi produrre azioni concrete in vista di un miglioramento sistemico che riguardi l'uomo, gli animali, la natura. Ovviamente si auspica la creazione di un gruppo eterogeneo in cui vi siano esperti del mondo animale e del mondo relazionale.

La psicologia può inoltre aiutare il personale medico a prevenire la sindrome del burn out anche attraverso l'impiego di tecniche mente-corpo, attività di gruppo per la condivisione degli stati emotivi e seminari psicoeducazionali. Per questi interventi però alcune volte servono professionalità specializzate. Non bastano solo le conoscenze psicologiche ma potrebbero essere utili specialisti in psicoterapia per trattare in maniera approfondita problematiche (presentate anche nel corso del testo) che potrebbero avere radici lontane e non solo bisogni legati strettamente alle situazioni contingenti.

Giulia Simonetti

Check-list per il veterinario e per l'educatore

Accogliendo le richieste implicite di chi ha partecipato a questo scritto, si propone qui uno strumento operativo che potrebbe aiutare i professionisti del settore.

Individuare alcuni indici di valutazione del rapporto proprietario-veterinario/educatore per migliorare i percorsi di cura e superare le difficoltà, potrebbe essere una buona strada per inaugurare l'inizio di un nuovo approccio multidisciplinare per la cura del sistema uomo-animale. Ipoteticamente i fattori da valutare per stabilire la "forza" della relazione col professionista dovrebbero riguardare:

- livello di fiducia;
- capacità cognitive ed emotive;
- abilità comunicative;
- caratteristiche personologiche e strategie di coping;
- supporto emotivo e sociale.

Non bisogna dimenticare che parliamo di un rapporto professionale fra persone; sembra dovuta, in questo caso, una riflessione che concerne le abilità relazionali dei soggetti in causa. La complessità del genere umano e la natura multisfaccettata delle relazioni ci fa intuire che è sempre opportuno prendere le dovute distanze da eventuali riflessioni che comprendano pregiudizio o preconcetto nei confronti dell'una o dell'altra parte in causa. In questo caso l'individuazione di eventuali indici di valutazione di un rapporto di relazione, seppur professionale, non devono spingere verso la ricerca di eventuali responsabilità dell'una o dell'altra parte (ricordiamo infatti che i professionisti della cura dell'animale non vengono formati alla "cultura" psicologica), più che altro ci si auspica possano servire a migliorare il percorso di cura o a guidare verso un miglioramento dello stato di benessere sia del sistema uomo-animale che del rapporto veterinario-educatore-animale-proprietario. Come detto il veterinario o l'educatore non possiedono competenze psicologiche specifiche in grado di fornire strumenti per una approfondita valutazione personologica del sistema in esame, tale intervento andrebbe riservato allo psicologo che opera in campo veterinario.

Qui si fornisce un rudimentale strumento valutativo che potrebbe supportare il rapporto professionale e aiutare a comprendere meglio l'eventuale necessità di far ricorso a un servizio di counseling psicologico specializzato insieme agli altri professionisti coinvolti nel processo di "cura". Di seguito le domande che potrebbero guidare l'esame dello stato delle cose in corso di un rapporto professionale:

- c'è un rapporto di fiducia tra il proprietario e professionista?
- il proprietario sembra in grado di comprendere le condizioni di salute del suo pet?
- il lunguaggio tra i soggetti è caratterizzato da chiarezza e semplicità?

- il proprietario riesce a seguire le prescrizioni (farmaci, dieta, comportamento)?
- il comportamento del proprietario è percepito come adeguato al contesto (rispetto degli appuntamenti, della privacy, ecc.)?
- le reazioni emotive del proprietario sembrano adeguate alla situazione o provocano disagio al sistema?

(se più di una risposta equivale a un No inviare ad altro professionista di stessa disciplina o differente in base ai casi e alle necessità).

Questa breve lista può guidare il veterinario nella comprensione della situazione e avviare quel discorso multidisciplinare tanto necessario anche in questo contesto. Una buona collaborazione tra veterinario, educatore, proprietario e psicologo possono migliorare le condizioni di vita di interi sistemi-famiglia.

Autori

Chiara Boncompagni, laureata in medicina veterinaria all'Università degli Studi di Perugia e in etologia presso l'Università degli Studi di Torino, è medico veterinario esperto in comportamento animale FNOVI e negli IAA, e educatore cinofilo e istruttore cinofilo riabilitatore.

Silvia Giallorenzo, laureata in agrotecnologie per l'ambiente e il territorio, laureanda in evoluzione del comportamento animale e dell'uomo presso l'Università degli Studi di Torino, è educatrice cinofila con approccio cognitivo zooantropologico. Si occupa di consulenze della relazione cane e proprietario.

Virginia Stanco ha conseguito il master di secondo livello sull'assessment con adolescenti e giovani. È psicologa dinamica, clinica e di comunità e psicoterapeuta a orientamento fenomenologico clinico. Lavora come libero professionista in ambito scolastico e clinico.

Giulia Simonetti è psicologa-psicoterapeuta cognitiva a indirizzo costruttivista ed evolutivo. Dottore di ricerca in scienze biomediche, professoressa a contratto per insegnamenti di ambito psicologico presso le università di Bologna, Urbino, Napoli e Torino, è autrice di diverse pubblicazioni di psicologia sanitaria. Attualmente ricopre il ruolo di dirigente psicologa presso la UOC di psicologia clinica ospedaliera dell'Ospedale Bellaria di Bologna ed è professoressa a contratto presso l'Alma Mater Studiorum di Bologna.

Psicologia | Veterinaria

dello stesso argomento

Andrea Pamparana, *Prozac. La pillola della felicità*, 978-88-31352-04-8 (ISBN versione digitale 978-88-31352-44-4)

Andrea Pamparana, *La versione di Carl. Biografia romanzata*, 978-88-9295-095-5 (ISBN versione digitale 978-88-9295-097-9)

Vincenzo Auriemma, Valeria Saladino, *Il drop-out in psicoterapia. Grounded Theory e ricerca qualitativa* (in corso di pubblicazione)

Legàmi. La complessa relazione uomo-animale
a cura di Giulia Simonetti

direttore editoriale: Mario Scagnetti
editor: Giulia Ferri
redazione: Giuliano Ferrara
progetto grafico: Sara Pilloni